Maquette : Sébastienne Ocampo
Illustrations : Fotolia

29, boulevard Raspail
75007 Paris – France
ISBN : 979-10-285-0378-9

ARIANE WARLIN

COSMÉTIQUES

COMMENT S'Y RETROUVER ?

LEDUC.S
EDITIONS

SOMMAIRE

INTRODUCTION	7
NOS COSMÉTIQUES SONT-ILS DANGEREUX ?	17
BIO OU PAS BIO ?	71
RÉGLEMENTATION : IL RESTE ENCORE BEAUCOUP À FAIRE !	93
FAITES LE TRI !	113
ALORS AU FINAL, QUELS COSMÉTIQUES CHOISIR ?	145
CONCLUSION	179
BIBLIOGRAPHIE	183
INDEX	185
TABLE DES MATIÈRES	197

INTRODUCTION

Miroir, mon beau miroir… dis-moi qui est la plus belle du royaume ? Cette interrogation obsessionnelle de la méchante reine dans Blanche Neige a bercé l'enfance de bon nombre de petites filles. Et elle continue de hanter leur vie de femme. Comme dans le récit des frères Grimm, il y a un côté un peu magique. Il ne s'agit pas de tuer ses rivales à coups de pommes empoisonnées, mais d'utiliser des lotions en tout genre qui permettront de parvenir à cette fin sacro-sainte : la beauté. De toutes ces poudres, ces fards, sérums et autres *skin boosters*, nous attendons beaucoup. Trop ?

L'univers des cosmétiques est l'un de ceux qui font le plus appel aux clichés, au rêve et aux mythes. Autant de dimensions qui n'existent pas et sont le fruit de notre seul imaginaire. Mon ambition était donc de prendre le contre-pied de toutes ces fausses promesses.

Acheteuse compulsive, j'ai longtemps craqué pour des shampoings qui annonçaient une chevelure de lionne, des soins qui laissaient envisager monts et merveilles ou encore des maquillages réputés incroyables. J'ai dépensé des sommes conséquentes dans de soi-disant formules innovantes censées être plus douces que douces, plus efficaces qu'efficaces ou plus révolutionnaires que révolutionnaires ! Jusqu'au jour où j'ai réalisé, pour reprendre un sketch de Coluche, qu'il n'était pas possible de laver « *plus blanc que blanc* ».

J'en ai eu assez de toutes ces promesses marketing douteuses élaborées par des armées de cadres parqués dans des open spaces, et rémunérés pour spéculer sur notre crédulité. Dans tous les secteurs de l'économie, il est possible de comparer des produits. On voit tout de suite si un tissu est de bonne qualité ou pas. Si un meuble est solide ou pas. Si un plat est raffiné ou pas. Si une voiture a une bonne tenue de route ou pas. Mais dans le domaine des cosmétiques, c'est absolument infaisable car rien ne ressemble autant à une texture blanche qu'une autre texture blanche. Si bien que l'on peut faire croire aux gens n'importe quoi, et ce d'autant plus que les résultats sont supposés se manifester sur le moyen long terme !

On peut certes évaluer une odeur, une texture, mais plus difficilement l'efficacité d'un produit. En effet, les paramètres qui impactent l'état de la peau sont nombreux : l'état de stress ou de fatigue, les conditions météorologiques, le fait d'utiliser plusieurs soins simultanément, l'alimentation… Si bien qu'il est difficile d'attribuer un résultat ou un non-résultat au seul produit.

En matière d'efficacité, précisément, le courant d'hypertechnologie que l'on voit poindre est riche d'espoirs. De plus en plus de dispositifs connectés apportent une valeur ajoutée supplémentaire aux crèmes. En parallèle de cette cosmétique connectée, on assiste à un autre mouvement radicalement différent : le retour aux bonnes vieilles recettes de grand-mère, présentées comme des valeurs sûres. Lait d'ânesse, savon noir… sont érigés en *must* suprême. Au même titre que le bio.

Contrairement à ce qu'on pourrait penser de prime abord, le sujet des cosmétiques est tout sauf léger. Tout d'abord, l'usage des cosmétiques reflète l'intérêt que nous portons à notre corps et la façon dont on souhaite être en bonne santé et « bien dans notre peau » (l'expression est tout sauf anodine). L'un des premiers signes de la dépression se traduit d'ailleurs par le fait de ne plus se laver, de ne plus se maquiller… Les gens ont besoin de se ressourcer, de s'occuper d'eux-mêmes. Et le bien-être n'est pas du tout un sujet futile, car il en va de la santé psychique des individus. Sans parler de l'utilité collective et sociale des cosmétiques. En effet, en dehors du service individuel, c'est ce qui rend la collectivité vivable. Imaginez une seule seconde une société sans savon, sans dentifrice, sans parfum !

Si le sujet des cosmétiques est sérieux, c'est aussi parce qu'il pèse lourd sur un plan économique. **Ce secteur est celui qui exporte le plus en France (juste après l'aéronautique)**. Très précisément, la France a exporté pour 11,8 milliards d'euros de produits cosmétiques en 2015 (selon les chiffres de la FEBEA, la Fédération des entreprises de la beauté).

De plus, le chiffre d'affaires du secteur de la cosmétique s'élève à 16 milliards d'euros pour le seul marché français selon la FEBEA. Autant dire qu'elle se porte bien !

LE POIDS DE LA COSMÉTIQUE EN CHIFFRES

Selon une récente étude INSEE, la part des dépenses de vêtements des Français se réduit au profit des dépenses de soins de beauté. Ces dernières représentent désormais **32 % de leur budget** « apparence physique » contre 9 % en 1960, **soit 965 euros en moyenne par ménage en 2015**.

- Les Français achètent en moyenne **38 produits cosmétiques par personne et par an** ;
- 79 % d'entre eux considèrent que l'utilisation de ces produits a un impact sur leur propre bien-être ;
- **50 000 emplois sont directement liés à la fabrication de produits cosmétiques**... Et de très nombreux autres en découlent ;
- On compte **79 000 établissements en France, liés au monde des produits cosmétiques**, ce qui représente 170 000 emplois répartis sur l'ensemble du territoire (esthéticiennes, coiffeurs, prothésistes ongulaires...) ;
- **500 entreprises sont présentes dans le secteur des cosmétiques**, sachant que plusieurs d'entre elles développent différentes marques. Plus de 95 % sont des TPE et PME ;
- On estime que **800 000 produits cosmétiques différents existent sur le marché européen** (pas facile évidemment de faire un choix face à une offre si pléthorique) et que **chaque année, 3 000 nouveaux produits** font leur apparition ;
- La **balance commerciale du secteur cosmétique dépasse le seuil des 9 milliards d'euros**, ce qui confirme son rôle d'acteur majeur pour l'économie française ;
- Enfin, le **commerce en ligne européen des cosmétiques devrait croître de 8 % par an** jusqu'en 2019, soit quatre fois la croissance du marché (étude A.T. Kearney).

Petit rappel sur ce que l'on entend par « produit cosmétique ». Le Code de la Santé publique les définit ainsi : « *Toute substance ou préparation destinée à être mise en contact avec les diverses parties superficielles du corps humain (épiderme, systèmes pileux et capillaire, ongles, lèvres et organes génitaux externes) ou avec les dents et les muqueuses buccales en vue, exclusivement ou principalement, de les nettoyer, de les parfumer, d'en modifier l'aspect et/ou de corriger les odeurs corporelles et/ou de les protéger ou de les maintenir en bon état.* » Autant dire qu'entre le maquillage, les produits minceur, les crèmes de soin, les produits pour les cheveux… des centaines de milliers de produits entrent dans le champ des cosmétiques.

Prolifique et juteux, ce marché est également difficile à appréhender pour des consommatrices de plus en plus désorientées. Sachant qu'il est très facile de lancer sa propre marque, de nombreuses entreprises se sont lancées, avec plus ou moins de fortune.

Sur le marché, on trouve de tout et n'importe quoi ! Un peu d'eau et de glycérine dans un produit, et, hop, une marque peut s'offrir droit de cité. Marketing oblige, il suffit de mettre en avant un actif issu d'une quelconque forêt réputée pour la richesse de ses sols, ou d'une quelconque source thermale aux vertus magiques pour créer le buzz. Le « storytelling », ou l'art de raconter une belle histoire au sujet des supposées vertus des actifs utilisés (et systématiquement *differenciants of course !*) est une pratique plus que courante. Bien évidemment, la qualité des produits en question est très hétérogène.

Autre spécificité de ce marché : il se caractérise par une nette tendance à la concentration au sein de grands groupes. Certes, un grand nombre de marques se lancent, mais il est compliqué

pour elles de se faire « une place au soleil », sur un marché à la fois mature et sursaturé.
En haut du podium, on trouve sans surprises le groupe L'Oréal, avec un chiffre d'affaires de 29 milliards d'euros à l'échelle mondiale. Juste derrière, dans le palmarès, arrivent Unilever et Procter & Gamble (qui a vendu en octobre 2016 à Coty sa division produits de beauté). Quand j'ai appris que c'était deux « lessiviers » qui tenaient le haut du pavé, ma réaction a d'abord été la surprise. Mais en réalité, rien de si étonnant. Ces mastodontes maîtrisent à la perfection la chimie qui permet de concocter nos précieux onguents.

En termes de dynamisme, le marché asiatique fait le sprint en tête. C'est là-bas, et notamment en Corée, que bon nombre d'innovations voient le jour. Les groupes français ont parfaitement perçu l'intérêt stratégique de s'y implanter. Certains ont même déménagé une partie de leur QG, comme la marque Caudalie. Tout un symbole !

Lotions sophistiquées, masques de nuit antifatigue, maquillages pour hommes… C'est en effet en Asie que se créent bon nombre de tendances cosmétiques. C'est là-bas qu'a été générée plus de la moitié des revenus du secteur cosmétique en 2014. Les fonds de teint *cushion* (qui s'appliquent avec une éponge rechargeable, gorgée de produit teinté pour appliquer la juste dose), les BB crème, la mode du layering… tout vient de l'Est ! À telle enseigne que **certaines marques européennes produisent désormais des produits d'abord pour l'Asie, et ne les importent en Europe que s'ils fonctionnent**.
La Corée est le marché le plus en pointe en matière de cosmétiques. Et si les marques européennes envahissent l'Asie, quelques marques coréennes ont, en sens inverse, percé sur le marché européen. Citons par exemple Erborian (« Herbes d'Orient ») ou TonyMoly.

LA BEAUTÉ, UN GRAAL INTEMPOREL

Nul doute que Leonardo Di Caprio ou Marion Cotillard ne bénéficieraient pas de la même aura s'ils n'avaient pas le physique qui est le leur. Et ne nous voilons pas la face : lors d'un recrutement, à compétences égales, une apparence avantageuse représente un avantage de taille par rapport à un visage ingrat ou une silhouette disgracieuse. Sans parler de l'importance de la propreté. Point de salut pour les personnes qui bannissent le shampoing, le gel douche et le déodorant !

De tout temps et en tous lieux, être belle (ou beau) a toujours été une préoccupation majeure. Au-delà du fait qu'elle permet de se sentir bien dans sa tête et dans son corps, la beauté, c'est aussi le pouvoir. L'utilisation de cosmétiques remonte à… 10 000 ans déjà ! Les hommes préhistoriques se peignaient le corps à partir de matières végétales, minérales et animales afin de marquer leur appartenance. Plus proche de nous, mais il y a tout de même près de 3 000 ans, la superbe Cléopâtre avait déjà compris que la beauté était une arme de séduction massive.

Bien évidemment, on ne trouvait pas de mascara ni de blush, mais cela n'empêchait pas nos ancêtres de trouver des subterfuges pour transformer leur visage et redessiner leurs traits. « *À l'époque des Romains, œufs de mouches et de fourmis sont les ingrédients d'une poudre noire qui permet de maquiller les sourcils trop peu fournis. Au Moyen Âge, les lèvres sont teintées à l'aide d'une pommade colorée au carmin de cochenille. Un teint de lait est obtenu grâce à la céruse* », expliquent Céline Couteau et Laurence Coiffard sur leur site baptisé *Regards sur les cosmétiques.*

La gent masculine, elle aussi, se préoccupe de son apparence. Il n'y a qu'à voir les tableaux représentant nos rois, le teint poudré et les lèvres rouges. Puis, progressivement, les hommes vont se détourner des produits de beauté. Pour mieux y revenir ? Nous aurons l'occasion d'en reparler plus loin dans ce livre.

Au XIXe siècle, l'intérêt des femmes pour la cosmétique ne se dément pas. La cosmétologie change radicalement de visage, grâce à l'industrialisation et aux nouvelles technologies. De plus, de nouveaux produits apparaissent, qui vont révolutionner leur rapport à la beauté. Le parfumeur Rimmel invente en 1880 le premier mascara. Les premiers « bâtons » de rouge à lèvres font aussi leur apparition.

Parallèlement, chaque époque voit ses « canons » évoluer en matière de beauté. Ainsi, au XXe siècle, alors que la peau blanche avait jusqu'alors toujours été un idéal, l'heure est désormais aux teints hâlés. Une aubaine pour les fabricants de terra cotta et d'autobronzants. *Smoky eyes*, mèches de cheveux colorées, vernis à paillettes disco… le marché du maquillage ne cesse de se réinventer. Pour le meilleur et pour le pire !

On comprend alors que l'accélération à vitesse grand V du marché de la cosmétique depuis le XIXe siècle ne cesse de susciter les convoitises. Tout s'accélère, on nous parle d'acides de fruits, de collagène, d'élastine, de liposomes, les termes sont de plus en plus techniques.

Mais après une période d'euphorie vient l'heure des réserves. Les enquêtes se multiplient sur la supposée toxicité de certaines substances faisant les belles heures du marché du bio, car la beauté est aussi une affaire de gros sous.

Si l'univers des cosmétiques est passionnant, c'est aussi parce que c'est un sujet sur lequel on nous dit tout et son contraire. Ainsi, on apprend qu'il est préférable d'avoir recours au bio, mais dès le lendemain, on nous précise que ces produits seraient peut-être allergisants. On nous incite à opter pour le *layering* (superposition de produits), pour finalement nous dire que la slow cosmétique - qui a pour ambition de sensibiliser à la consommation plus écologique et responsable des produits cosmétiques - est préférable. On nous explique qu'aucune crème ne marche car elles ne pénètrent pas la barrière cutanée pour finalement nous expliquer peu de temps après que les substances pénètrent parfaitement, tant et si bien d'ailleurs qu'elles peuvent « bousiller » notre organisme.

Pour essayer de faire toute la lumière sur tous ces messages dissonants, je suis allée à la rencontre de différents professionnels de santé : dermatologues, allergologues, toxicologues, médecins esthétiques, pharmaciens, cosmétologues... J'ai rencontré des dirigeants de marques ou de labels, ainsi que des instances de régulation. Je me suis entretenue avec des blogueuses pour mieux comprendre leur façon de travailler. J'ai eu envie de partager tous ces éclairages. J'espère que cette enquête vous aidera, à votre tour, à y voir enfin plus clair et à mieux choisir vos cosmétiques au quotidien...

Ce livre n'a pas vocation à présenter un historique de la cosmétique, ni à faire une analyse économique du marché, et encore moins à donner des conseils beauté. L'objectif est de comprendre **comment est structurée l'industrie cosmétique, de tenter d'analyser son devenir, mais surtout de savoir ce qu'il faut penser de ses dangers potentiels afin de vous permettre de faire un choix plus éclairé** parmi tous les produits du marché.

NOS COSMÉTIQUES SONT-ILS DANGEREUX ?

La recherche autour des produits cosmétiques a considérablement évolué ces dernières années. Les scientifiques sont notamment parvenus à identifier des solutions pour améliorer sensiblement les formulations. Au risque de mettre en danger notre santé ? La réponse est malheureusement : oui. Évidemment, **tous les produits de beauté ne sont pas toxiques, mais certains rentrent dans la catégorie dite potentiellement « CMR ».** Il ne s'agit pas des initiales de Charmant, Mignon, Réjouissant. Loin s'en faut ! Ce signe signifie : Cancérigènes, Mutagènes ou toxiques pour la Reproduction. C'est le nom que l'on donne à certains agents chimiques dont les effets indésirables se font sentir à moyen ou long terme.

VOUS AVEZ DIT CMR ?

Ces trois lettres font référence aux conséquences possibles de certaines substances :
C comme Cancérigène : agent chimique dangereux à l'état pur (amiante, poussières de bois, benzène...) ou en mélange, pouvant provoquer l'apparition d'un cancer ou en augmenter la fréquence.
M comme Mutagène ou **génotoxique** : produit chimique qui induit des altérations de la structure ou du nombre de chromosomes des cellules. Les chromosomes sont les éléments du noyau de la cellule qui portent l'ADN. L'effet mutagène (ou atteinte génotoxique) est une étape initiale du développement du cancer.
T comme Toxique pour la reproduction ou **reprotoxique** : produit chimique (plomb par exemple) pouvant altérer la fertilité d'un homme ou d'une femme, et même le développement de l'enfant à naître (malformation...).

DES PRODUITS PAS SI ANODINS QU'IL Y PARAÎT

« LA PEAU EST UNE VÉRITABLE PASSOIRE »

Pour commencer, il convient de préciser que si une très grande majorité de produits pénètrent à travers l'épiderme, cela ne signifie pas qu'ils sont tous efficaces !

André Cicolella, chimiste et toxicologue, estime qu'il n'y a pas de barrière cutanée entre la peau et les produits. « *La peau est une véritable passoire. Certains produits contiennent des substances qui ont la capacité de passer à travers la barrière lipidique. Toutes les charges toxiques susceptibles de pénétrer dans la peau s'ajoutent à celles que l'on mange et que l'on respire* », souligne-t-il. Il m'a paru intéressant de le solliciter car il a beaucoup travaillé sur les effets des éthers de glycol sur la santé. L'association Réseau Environnement Santé (RES), dont il est président, est à l'origine de l'interdiction du bisphénol A dans les biberons et de l'interdiction du perchloroéthylène pour le nettoyage à sec.

Il estime que c'est la responsabilité des pouvoirs publics de veiller à élaborer la meilleure réglementation possible : « *Elle devrait être appréhendée d'un point de vue beaucoup plus large. En effet, quand le fœtus est exposé, on ne peut pas faire la part des choses entre ce qui relève des doses absorbées dans l'alimentation, dans la cosmétique… Il ne faut pas se contenter d'autoriser de petites doses de produits contenant des perturbateurs endocriniens, mais éliminer ces substances. Purement et simplement* ». J'aurai l'occasion de citer à nouveau dans d'autres chapitres ce chercheur en santé environnementale.

Plusieurs scientifiques confirment que les produits pénètrent la barrière cutanée, autrement dit, qu'ils traversent l'épiderme pour atteindre le derme. Concrètement, cela signifie qu'ils peuvent arriver par le sang jusqu'au foie ou au cerveau. D'où l'importance de ne pas charger l'organisme avec ces substances toxiques car elles peuvent, par le biais des véhicules sanguins, s'accumuler et atteindre nos organes.

Laurence Coiffard et Céline Couteau écrivent clairement : « *Il est impossible, d'un point de vue galénique, de formuler une formule induisant 0 % de pénétration, et ce, d'autant plus que l'on multiplie les ingrédients. Beaucoup d'ingrédients anodins (acide oléique présent dans l'huile d'olive, par exemple) ou moins anodins (alcool) sont des exhausteurs de pénétration utilisés précisément à cette fin dans le domaine médical* ».

Une étude américaine menée à l'université de Berkeley a montré que le fait d'adopter des cosmétiques plus naturels pendant à peine quelques jours suffisait à réduire de façon significative le niveau de produits chimiques toxiques présents dans le corps des adolescentes. Diffusé en mars 2016, et mené sur des volontaires, ce travail scientifique confirme que des substances suspectées d'être des perturbateurs endocriniens se retrouvent dans les urines. La concentration de phtalates de diéthyle (largement présents dans les parfums), de triclosan (présent dans les savons antibactériens et certaines marques de dentifrice), de benzophénone-3 (que l'on trouve dans les crèmes solaires), de parabènes de méthyle et de propyle… diminue ainsi significativement dès lors que ces femmes renoncent à utiliser des crèmes qui contiennent ces charges toxiques.

LA MOITIÉ DE NOS COSMÉTIQUES SERAIENT DOUTEUX

En théorie, des normes très strictes s'appliquent à l'ensemble des cosmétiques et sont censées garantir leur innocuité. Pourtant, à plusieurs reprises, des associations et des journalistes sont montés au créneau pour dénoncer l'usage de ces substances dangereuses. De leur côté, les marques nous assurent que l'on peut dormir sur nos deux oreilles. Qui croire ?

60 millions de consommateurs a publié divers numéros pour alerter sur la dangerosité des cosmétiques. Affirmant même, dans une enquête de septembre 2015, que plus d'un produit cosmétique sur deux serait constitué de composés potentiellement nocifs pour la santé (qu'il s'agisse de parfums, de colorants, de conservateurs ou encore de perturbateurs endocriniens et d'allergisants). Le magazine a décrypté la composition de 93 produits d'usage courant.

Sachant qu'un même produit cosmétique peut incorporer jusqu'à 20 molécules différentes, en 24 heures, plus de 200 ingrédients ont potentiellement été en contact avec notre peau. Parmi les marques épinglées figurent aussi bien des marques « haut de gamme » que des marques plus grand public. Autrement dit, ce n'est pas parce que vous déboursez des sommes folles que vous êtes davantage épargnée des risques. En effet, les produits de luxe ne sont pas moins inoffensifs. Et même si le bio semble mieux tirer son épingle du jeu, il faut néanmoins se méfier car tous les produits entrant dans cette catégorie ne sont pas de qualité équivalente.

Une autre enquête, publiée par L'UFC-Que Choisir a également dévoilé le 22 février 2016 que des crèmes hydratantes, shampoings, dentifrices, déodorants, eaux de toilette, lingettes... contenaient des substances « préoccupantes ». Au total, pas moins de 185 produits cosmétiques courants ont été incriminés. Parmi eux, 62 produits contiennent ainsi des allergènes. 101 produits recèlent des perturbateurs endocriniens (dont 44 sous la forme d'ethylhexyl-methoxycinnamate, un filtre UV perturbant le fonctionnement œstrogénique et thyroïdien).

J'ai d'abord été étonnée en découvrant ces enquêtes alarmistes. La réglementation est telle au sein de l'industrie cosmétique qu'il me paraissait aberrant que plus de la moitié des produits puissent être dangereux. J'ai donc rencontré plusieurs spécialistes. Ils m'ont expliqué que le problème n'est pas tant un produit en lui-même, isolément, que l'usage répété d'un produit toxique pendant plusieurs années. Par ailleurs, certains cosmétiques peuvent, individuellement, être relativement inoffensifs, mais devenir problématiques dès lors qu'on les juxtapose.

De la même façon, comme le reconnaît Laurence Wittner, fondatrice de l'Observatoire des Cosmétiques, « *intrinsèquement, certaines substances peuvent être dangereuses. Donc oui, si on regarde la liste des ingrédients de certains produits, il n'est pas impossible qu'ils s'avèrent potentiellement cancérigènes. Sauf que… la réglementation impose certaines limites, si bien que les dosages commercialisés sont parfaitement acceptables* ». Elle dénonce ce type d'enquêtes, qui, selon elle, fait hurler l'industrie cosmétique et se révèle assez anxiogène « *car les consommateurs sont encore plus perdus* ».

Même sévérité vis-à-vis de ces enquêtes de la part du Docteur Annick Pons Guiraud, dermatologue. Je me suis entretenue avec elle au sujet des perturbateurs endocriniens dans les cosmétiques, et elle m'a expliqué qu'il n'y avait momentanément aucune preuve de toxicité de ces molécules contenues dans ces produits : « *Cessons donc d'inquiéter les consommateurs alors que les substances toxiques sont interdites par la réglementation. Le vrai problème pourrait éventuellement concerner les ingrédients qui arrivent d'un pays où le contrôle n'est pas aussi strict qu'en France. Les enjeux sont trop importants pour que les laboratoires français puissent se permettre des erreurs* », conclut-elle. Ce qui fait prospérer les uns dessert les autres, car il s'agit surtout à ses yeux de vendre des journaux ou du temps d'antenne !

QUAND COSMÉTIQUES RIMENT AVEC ALLERGIQUES !

Certaines personnes n'ont pas de problèmes de peau, mais à force d'avoir été en contact avec des allergènes, elles finissent par développer des allergies à certains produits. En effet, lorsque la peau a développé une réaction à une substance, c'est pour la vie. Un peu comme quand vous vous fâchez avec quelqu'un et que vous ne voulez plus en entendre parler.

« *De plus en plus de clients me demandent des produits haute tolérance, car ils sont sujets aux problèmes de peau* », explique Victoria Hirsh, pharmacienne. Ces nouvelles pathologies cutanées sont-elles liées à des facteurs environnementaux ? Ou bien à des substances et dosages moins bien supportés que par le passé ? Le doute est permis !

Certains ingrédients sont réputés pour être particulièrement allergisants, notamment la methylisothiazolinone et le methylchloroisothiazolinone. « *Ces dernières années, j'ai reçu en consultation un très grand nombre de personnes concernées par une allergie à la MIT. C'était presque une épidémie !* », explique Sophie Silcret Grieu, allergologue dans le XIIe arrondissement de Paris. Et selon elle, ce n'est pas une question d'hérédité ! « *Si les allergies respiratoires* ***sont favorisées par une prédisposition génétique****, ce n'est pas le cas du tout des allergies de contact* », analyse-t-elle, tout en précisant que les peaux atopiques sont davantage sujettes aux allergies, car la barrière cutanée est moins étanche.

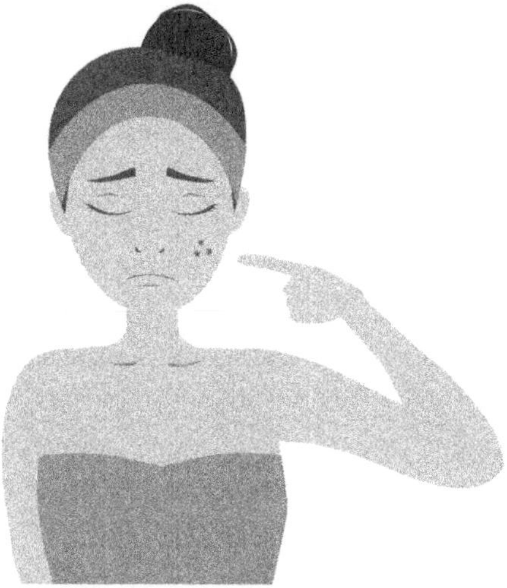

MÉFIEZ-VOUS DES TATOUAGES AU FAUX HENNÉ !

Elle met aussi en garde contre les tatouages au faux henné. Il ne s'agit certes pas à proprement parler de cosmétiques, mais ils contiennent des substances utilisées pour les colorations capillaires à des doses très très élevées. « *Les filles risquent de ne plus jamais pouvoir se teindre les cheveux car elles auront développé une intolérance à la paraphénylènediamine. Cette substance **est responsable des allergies aux teintures capillaires, alors qu'on accuse souvent l'ammoniac*** », explique-t-elle.

Rougeurs, œdèmes au niveau des paupières ou encore démangeaisons au niveau des mains sont souvent provoqués par des réactions à des cosmétiques. Le problème, c'est qu'il n'est pas aisé pour les patients de faire le rapprochement, car ces symptômes apparaissent souvent plusieurs heures après l'application. Parfois même deux jours plus tard. Des tests cutanés permettent aux allergologues d'identifier la source de l'allergie. Encore faut-il être en mesure de lui décrire tous les produits que vous utilisez !

Attention, **ce n'est pas parce qu'un produit est décrété « hypoallergénique » ou « testé sous contrôle dermatologique » qu'il ne contient pas d'allergènes !** Pourtant, les rayons de vos pharmacies et supermarchés affichent des messages rassurants sur la nature des produits ainsi qualifiés. Tous ces arguments marketing sont purement déclaratifs. Certes, cette appellation garantit la réalisation de tests d'innocuité rigoureux et l'exclusion des parfums (allergènes les plus souvent impliqués dans les eczémas de contact). Mais cela signifie juste que les allergènes les plus courants (parfums, lanoline, beurre de cacao, fécule de maïs, huile de coton...) ne sont pas présents dans le produit. Il n'en demeure pas moins que ces produits peuvent être allergisants quand même.

Ne vous laissez pas non plus « avoir » par les produits soi-disant « testés dermatologiquement », car cela signifie juste que le produit a été approuvé par un dermatologue. D'abord, il s'agit d'une personne et non pas de toute la profession de manière unanime. Et on ne connaît pas la nature des tests évoqués. **Parmi les substances les plus mal tolérées : les acides de fruits ; la vitamine A acide, les huiles essentielles et la fameuse MIT**. Les produits conventionnels et bio sont aussi susceptibles l'un que l'autre de générer des allergies, même si ces derniers sont beaucoup plus décriés.

« *C'est illusoire de penser que les produits naturels ne contiennent pas de produits chimiques. Une fleur est composée de produits chimiques. Il y a une grande confusion de la part des consommateurs : les produits naturels sont chimiquement plus complexes que les produits de synthèse* » observe Sophie Silcret Grieu.

Tous les types de produits sont concernés, tant les tensio-actifs (présents dans les produits moussants), que les parfums ou les vernis à ongles qui sont souvent mal tolérés (l'usage des solvants et dissolvants peut entraîner un gonflement des paupières ou des picotements au niveau des yeux).

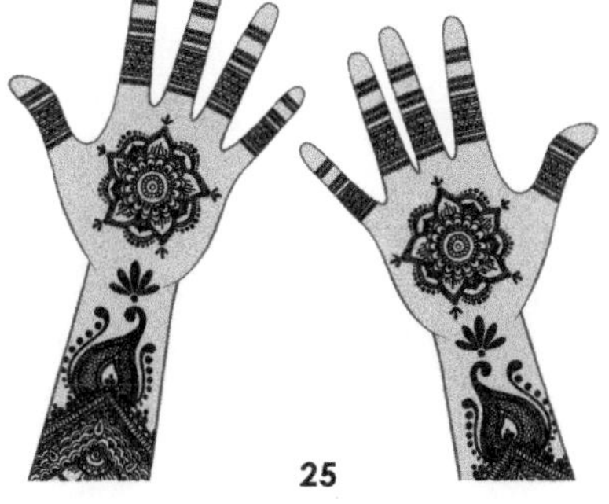

4 CONSEILS POUR ÉVITER LES ALLERGIES AUX COSMÉTIQUES

- Lavez bien vos mains après avoir appliqué un cosmétique, car les résidus de produits peuvent provoquer des allergies. Ce sont d'ailleurs les produits qui ne se rincent pas (lingettes, lotions démaquillantes...) qui ont tendance à provoquer le plus d'allergies.
- Avant d'appliquer un produit, testez-le sur une petite zone non visible (dans le pli du coude par exemple).
- Privilégiez les produits sans parfums ni conservateurs, et de préférence dans de petits conditionnements.
- Optez pour des formulations aussi minimalistes que possible.

À QUOI SERVENT LES ADDITIFS ? QUE DOIT-ON EN PENSER ?

Les produits toxiques sont essentiellement contenus dans ce que l'on appelle « les additifs ». Sachez que les cosmétiques sont constitués en majorité d'eau. Le reste de la formule ? Un tout petit peu de principes actifs, mais surtout toute une série d'additifs. Le problème, c'est que ces derniers peuvent avoir des répercussions négatives sur notre organisme. Mais à quoi servent-ils au juste ?

▸ À faire pénétrer l'actif

Ce sont des excipients, ou « corps gras » qui permettent de faire pénétrer l'actif du produit dans la peau. Ils peuvent être d'origines diverses :

- **végétale :** ils sont issus de pulpe de fruits ou de plantes,
- **synthétique :** ce sont souvent des silicones, utilisés pour apporter de la fluidité. À défaut d'être nocifs pour la santé,

car totalement neutres, ils sont effroyablement polluants et occlusifs pour la peau (autrement dit, ils bouchent les pores et peuvent par là même entraîner l'apparition de boutons et de points noirs),

- **minérale :** ce sont des produits pétrochimiques. Cette dernière catégorie a également tendance à être occlusive. Plus inquiétant encore, ces substances peuvent s'attaquer aux organes. Nous reviendrons un peu plus loin dans ce chapitre sur les accusations portées contre la pétrochimie.

▸ À homogénéiser les ingrédients

Les produits cosmétiques sont constitués d'une base huileuse et d'une base aqueuse. L'eau et l'huile ne peuvent se mélanger naturellement, si bien que les fabricants ont recours à des émulsifiants pour homogénéiser le tout. Parmi les plus connus, on note :

- **Le PEG (polyéthylène glycol) et le PPG (polypropylène glycol)** sont des polymères (des macromolécules) créés à partir d'un gaz toxique doté d'un potentiel cancérigène. Ils augmenteraient aussi les éruptions de boutons et de points noirs (même si c'est un moindre mal).
- **Les alkylphénols et éthoxylates d'alkylphénol** (dont le plus controversé est le nonylphénol). Ce sont des perturbateurs endocriniens. Ils auraient une activité délétère sur les hormones. Ils sont en effet soupçonnés d'altérer le sperme et d'engendrer des cas de stérilité. On les accuse aussi d'être à l'origine de cancers.

Noms	Risques supposés
PEG	Cancer + éruptions de boutons + points noirs
Alkylphénols et éthoxylates d'alkylphénol	Cancer + perturbateur endocrinien

▸ À faire mousser

C'est ce qu'on appelle **les « tensio-actifs ».** Plus précisément, les sulfates sont des agents **émulsifiants** qui permettent aux dentifrices, shampoings et autres gels douche de mousser joyeusement. Pour information, le sodium lauryl sulfate et l'ammonium lauryl sulfate ont longtemps été utilisés comme détergents dans les produits de nettoyage industriels. C'est dire leur douceur ! Ces deux substances doivent être soigneusement rincées car ce sont des irritants bien connus. On en trouve aussi dans les produits destinés aux enfants !

Ces produits sont certes plutôt agréables en termes d'usage, et appréciés des consommatrices car elles ont l'impression que « parce que ça mousse, ça lave », mais en contrepartie, ils assèchent la peau et l'irritent. Inversement, les produits qui ne moussent pas ne se vendent pas.

Parmi les substances décriées, on note le cyclopentasiloxane et le cyclotetrasiloxane. Ce sont des silicones utilisés comme agent antistatique, émollient, conditionneur capillaire... Ces perturbateurs endocriniens sont potentiellement suspects pour la reproduction et particulièrement nocifs en cas d'inhalation par aérosol, spray ou poudre.

Noms	Risques supposés
Cyclopentasiloxane	Perturbateur endocrinien
Cyclotetrasiloxane	Perturbateur endocrinien

- À parfumer

Nous avons tendance à être attirées par des crèmes qui sentent bon, mais on ignore que ces parfums sont la plupart du temps d'origine synthétique et peuvent présenter un caractère de dangerosité. Ainsi, le musc nitré ou le musc polycyclique sont particulièrement pointés du doigt pour leur potentiel rôle de perturbateurs endocriniens.

- (et avant tout) À conserver

Les cosmétiques (surtout ceux qui contiennent de l'eau) constituent un milieu propice au développement des micro-organismes. Quelques jours suffisent pour que ces derniers puissent germer. Les conservateurs ont donc vocation à protéger vos cosmétiques, en endiguant la prolifération des champignons (levures et moisissures) et des bactéries pathogènes, dangereuses pour la santé humaine. Mais ils ne sont pas sans danger.

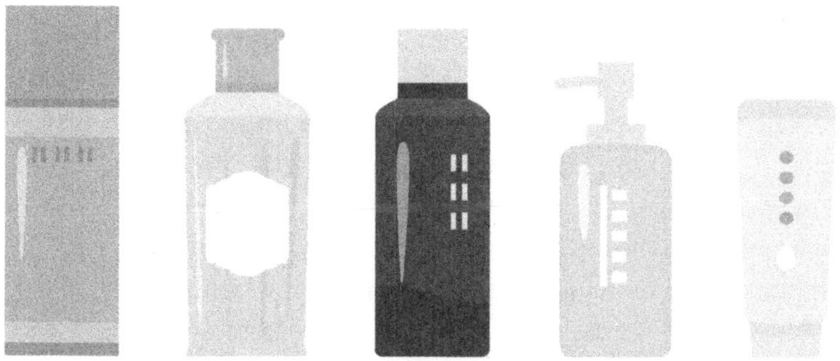

CONSERVATEURS : LESQUELS FUIR, LESQUELS CHOISIR ?

Attardons-nous sur ce sujet épineux des conservateurs. On leur reproche d'être à l'origine de toute une série de problèmes de santé. Qu'en est-il véritablement et comment faire la part des choses ?

EST-ON DÉFINITIVEMENT DÉBARRASSÉ DES PARABÈNES ?

Les conservateurs les plus connus sont sans nul doute les parabènes. Il n'y a en réalité pas un, mais plusieurs parabènes. C'est une famille de conservateurs en quelque sorte. Les plus dangereux sont l'isobutyl, l'isopropyl, le benzyl, le pentyl et le phénylparaben. Ceux-là sont interdits depuis 2014, mais le butyl, méthyl, éthyl, et propylparaben restent quant à eux autorisés alors même que certains les accusent de tous les maux. Comment la psychose a-t-elle commencé ?

Les parabènes diabolisés...

Nous sommes en mars 2005. Un documentaire est diffusé sur France 2 dans l'émission *Envoyé spécial* baptisée *Les cosmétiques en question*, il fait l'effet d'une bombe. Les parabènes sont accusés de tous les maux, si bien qu'une vague d'angoisse et de stupeur se répand chez les consommatrices. Pour les marques, il est donc urgent de passer à l'offensive. Pour couper court aux polémiques, beaucoup d'entre elles font le choix de retirer cette substance de la composition de leurs produits. Plus moyen en effet de proposer des produits à base de parabènes sans prendre le risque de faire fuir une clientèle alertée par les supposés effets nocifs de ces conservateurs. À l'inverse, sur un plan marketing, le fait d'afficher « sans parabènes » devient un réel argument de vente. À tel point que même des marques qui n'en utilisaient pas avant revoient leur packaging pour mettre en avant cette information devenue un sésame pour vendre.

... *puis en partie dédouanés !*

Les autorités s'activent elles aussi de leur côté pour enquêter sur cette substance tant décriée. Et dédouanent finalement, en septembre 2005 (soit quatre mois plus tard à peine), quatre des parabènes les plus couramment utilisés (méthyl, éthyl, propyl et butyl parabènes). Les autres sont retirés du marché.

Ces parabènes seraient-ils donc sans danger avéré ? La Commission de cosmétologie se prononce en tout cas en faveur de la poursuite de l'utilisation, aux conditions prévues par la réglementation actuelle, de ces substances. Mais trop tard. Le mal est fait. L'opinion assimile les parabènes à du poison. Rarement un reportage aura autant chamboulé l'industrie. Plus de dix ans après, l'onde de choc n'a pas fini de se faire sentir.

... *et au final peut-être injustement bannis ?*

Cosmétologue, Laurence Coiffard, déjà citée plus haut, s'indispose (comme d'autres spécialistes du sujet) de l'anathème jeté sur les parabènes. « *Au final, ils ont été remplacés par des substances infiniment plus contestables* », déplore-t-elle. À l'entendre, les parabènes joueraient presque le rôle d'« enfants de chœur » à côté des conservateurs désormais utilisés. Pour elle, la solution pourrait être de revenir aux parabènes injustement écartés, mais elle reconnaît que les consommatrices ne sont pas prêtes tant l'opinion publique en a une mauvaise image.

Mais que reproche-t-on au juste aux parabènes ?

- **D'être des allergisants,**
- **D'être des perturbateurs endocriniens.** En effet, ils sont soupçonnés d'activer les récepteurs des œstrogènes, induisant une possible action sur la fertilité mais aussi des tumeurs œstrogèno-dépendantes, comme le cancer du sein. À ce sujet, l'étude du Dr Darbre, menée en 2004, a fait couler beaucoup d'encre. Ce professeur de l'Université de Reading a prélevé vingt tumeurs du sein, et sur chacune d'elle, il a détecté des parabènes. Les parabènes peuvent en effet être absorbés par la peau et s'accumuler dans les tissus du sein. Si certains experts contestent cette analyse, André Cicolella (toxicologue) m'a confié que pour lui « *le lien entre parabènes et cancers du sein est vraisemblable, dans la mesure où des études réalisées sur des animaux confirment cette suspicion* ». À noter, les cas de cancers du sein ont augmenté de 60 % entre 1980 et 2012. Bien sûr, il serait stupide d'en attribuer la cause à l'usage des seuls cosmétiques contenant des parabènes, néanmoins, ces réalités chiffrées interrogent.
- Des chercheurs japonais ont, de leur côté, mis en évidence que les parabènes sont **responsables de la réduction du nombre de spermatozoïdes** chez les souris mâles (dans le cadre d'une étude publiée en 2002 dans *Archives of Toxicology*)
- Des études, également menées au Japon, indiquent que lorsqu'on applique un produit à base de parabène sur une **peau préalablement exposée à la lumière du soleil, cela provoque des changements dans les cellules de l'épiderme** qui pourraient conduire à un cancer de la peau (revue *Toxicologie*, 2006). Le méthylparabène accélérerait le vieillissement cutané et augmenterait les dommages subis par l'ADN si la peau est exposée au soleil. Le comble quand on sait que les femmes qui utilisent les produits constitués entre autres de parabènes ont pour objectif premier d'avoir l'air plus jeune !

Ce qui est certain, c'est que le fait d'afficher « sans parabènes » est devenu un argument pour vendre. En revanche ce que l'on sait moins, c'est qu'à la place, les marques ont recours à d'autres conservateurs qui non seulement sont moins efficaces, mais qui surtout pourraient être bien plus toxiques encore !

PROLIFÉRATION D'AUTRES SUBSTANCES POLÉMIQUES

Face à ce gigantesque mouvement de rejet, l'industrie cosmétique s'est repliée sur d'autres conservateurs, sachant que certains étaient déjà massivement utilisés. Mais beaucoup d'entre eux sont également largement contestés.

La MIT : dans l'œil du viseur

C'est le cas notamment de la méthylisothiazolinone, plus communément appelée « MIT ». Difficile de ne pas être préoccupés à la lecture de documents sur les dangers de cette substance, qui, en 2013, a reçu la palme peu enviable **d'allergène de l'année**.

Ce conservateur est d'autant plus problématique qu'il est très majoritairement ajouté à des produits non rincés, lesquels restent donc en contact prolongé avec la peau. On estime que 6 à 10 % de la population européenne y seraient allergiques. Sachez que des produits affichant des étiquettes « peau sensible » ou « testé dermatologiquement » peuvent parfaitement contenir de la MIT ! À bon entendeur…

Alertés par le nombre d'allergies de contacts déclarées chez un grand nombre d'utilisateurs, les législateurs ont finalement décidé d'interdire l'usage de la MIT depuis février 2017.

Le phénoxyéthanol également très critiqué

Autre conservateur chimique couramment utilisé et pourtant très contesté : le phénoxyéthanol. L'ANSM (Agence Nationale de la Sécurité du Médicament et des produits de Santé) a mené, depuis 2002, une étude sur cette substance. Des travaux qui ont débouché sur un rapport en mai 2013. L'ANSM conclut qu'il s'agit :

- d'un conservateur allergisant, susceptible de provoquer de l'eczéma et de l'urticaire.

Mais pas que... :

- il serait porteur de risques cancérigènes ;
- l'organisme peut le convertir en œstrogène. Certains patients ayant des maladies spécifiques n'ont pas forcément besoin de cette simulation hormonale. Bien au contraire... ;
- il peut provoquer stérilités, avortements spontanés et malformations congénitales... ;
- mais aussi des troubles neurologiques ;
- il aurait des effets sur le foie et le sang très néfastes ;
- il serait toxique pour le fœtus. À noter, si le phénoxyéthanol pénètre le derme, il peut aussi passer à travers le placenta ;
- ce conservateur est très problématique aussi car le seuil de tolérance est beaucoup moins élevé chez l'enfant que chez l'adulte. C'est la raison pour laquelle l'ANSM recommande de ne pas utiliser des lingettes contenant du phénoxyéthanol pour les bébés. Elle préconise en tout cas un taux de 0,4 % pour les produits destinés au moins de 3 ans (et non de 1 % comme actuellement). Il est donc déconseillé d'appliquer des produits contenant ce type d'ingrédients sur les parties génitales de l'enfant.

Autres conservateurs peu enthousiasmants

Le **bromure de cetrimonium (ou cetrimonium bromide)** est un autre conservateur potentiellement absorbé par la peau. En Europe, il n'a pas encore alarmé les autorités, même s'il peut générer des irritations, en revanche au Canada, sa toxicité a été reconnue.

Le **formaldéhyde** est quant à lui à la fois cancérigène et allergisant. On le retrouve sous divers noms comme formol, formalin, formic aldéhyde, paraform, méthanal, méthyl aldéhyde, méthylène oxyde, oxyméthylène ou oxométhane. Il n'est autorisé qu'à hauteur de 0,2 %, mais certains observateurs estiment que c'est déjà beaucoup trop ! Il s'agit d'un conservateur cancérigène par inhalation, allergisant et irritant. On le trouve essentiellement dans les produits pour ongles et pour les cheveux. Ainsi, les lissages brésiliens (également baptisés « lissages à la kératine ») par exemple, destinés à rendre les cheveux plus raides, supposent de chauffer la fibre avec des produits dédiés. Les inhalations de ces produits seraient cancérigènes. Certaines autorités de santé, notamment au Canada, ont déclaré « inacceptable » la teneur en formaldéhyde dans les produits utilisés. Plusieurs femmes ont fait état de sensations de brûlure aux yeux, au nez et à la gorge, mais aussi de difficultés respiratoires et parfois, de pertes de cheveux. Souvent utilisé pour raidir les cheveux, le méthylène glycol libère lui aussi du formaldéhyde.

Autres conservateurs très décriés : **l'iodopropyl butylcarbamate** et le **methyldibromo glutaronitrile** sont réputés allergisants.

Enfin, le **triclosan** (un agent antibactérien est un perturbateur endocrinien qui agit à la fois sur les hormones œstrogènes et sur la fonction thyroïdienne) est très contesté. Dans le chapitre suivant, j'apporte plus de précisions sur cette substance.

Noms	Risques supposés
Parabènes	Allergène, cancérigène, perturbateur endocrinien.
Phénoxyéthanol	Allergène, cancérigène, stérilités, malformations congénitales, effets néfastes sur le sang et le foie.
Formaldéhyde	Allergènes, cancérigène.
Methylchloroisothiazolinone	Allergènes.
Triclosan	Perturbateur endocrinien.
Iodopropyl butylcarbamate	Allergènes.
Methyldibromo glutaronitrile	Allergènes.
Parabènes	Perturbateur endocrinien.

À la recherche du conservateur idéal...

Peu de personnes savent que, jusqu'à une date pas si lointaine, le conservateur le plus couramment utilisé était le formol. Une substance dont il a été prouvé qu'elle est cancérigène. Ensuite sont apparus les parabènes lesquels sont tombés en disgrâce. Puisque ces derniers continuent d'être source de suspicions et que d'autres substances peu recommandables les ont remplacés, quel conservateur faut-il privilégier dans le choix de ses cosmétiques ?

Commençons par rappeler une évidence... Pour que des produits puissent rester ouverts longtemps dans l'armoire de la salle de bains, il n'y a pas de miracle : il faut qu'ils contiennent une substance qui prolongera leur durée de vie. Rappelons que les cosmétiques sont composés d'une phase aqueuse et d'une phase huileuse. Or dans l'eau, toute une série de bactéries peut potentiellement proliférer (champignons...). Pour l'éviter, les marques n'ont d'autres choix que d'opter pour des conservateurs. Or le problème, comme nous venons de le voir, c'est que ces derniers n'ont pas que des vertus...

Les industriels sont donc en quête de conservateurs à la fois économiques et sans effets secondaires. Pas évident d'identifier « la perle rare », sachant qu'on ne peut plus en introduire de nouveaux sur le marché. Pourquoi ? Pour une raison toute simple : parce que les tests sur les animaux sont interdits.

Comme l'explique Anne Dux, Directrice des affaires scientifiques et réglementaires de la FEBEA (la Fédération des entreprises de la beauté), *« l'innovation au niveau des ingrédients ne se fera plus en Europe, on ne peut en effet utiliser des ingrédients sans évaluer leur sécurité. Or, étant donné que les tests sur les animaux ont été supprimés, les industriels du secteur doivent s'en tenir aux ingrédients déjà existants »*.

Il n'est donc plus possible de tester de nouvelles molécules et les marques doivent se référer à la quarantaine de substances qui existent déjà sur le marché (en réalité seulement une trentaine de conservateurs est utilisée). Si certains se réjouissent que l'on respecte les animaux, d'autres préféreraient que l'on passe outre pour pouvoir accéder à de nouvelles molécules plus convaincantes peut-être que celles qui existent à l'heure actuelle. Toujours est-il que les marques n'ont d'autres choix que d'avoir recours au phénoxyéthanol, à la MIT, aux parabènes… À moins d'introduire une substance qui n'aurait jamais été testée sur les animaux, ce qui serait une bombe à retardement.

DATES CLÉS POUR LA RECHERCHE EN COSMÉTIQUE

2004 : Interdiction des tests sur les animaux pour les produits finis.

2009 : Interdiction des tests sur les animaux pour les ingrédients.

« *La réglementation européenne dite REACH autorise les tests sur les animaux pour certaines catégories de produits dans d'autres secteurs économiques, mais pas pour les cosmétiques, lesquels sont considérés dans l'esprit du législateur comme un secteur trop futile pour cela. Les industriels ne se sentent pas si contraints que cela, puisqu'ils iront tout simplement innover ailleurs* », poursuit Anne Dux.

Il n'en demeure pas moins qu'en France, l'étau se resserre, au sens où de moins en moins de conservateurs sont autorisés. Et qu'il est impossible d'en mettre au point de nouveaux pour les raisons évoquées plus haut. Le risque ? C'est que tous les fabricants se replient sur les mêmes substances, lesquelles, à faible dose, sont inoffensives. En revanche, dès lors que l'on charge son organisme avec des quantités importantes, le danger pourrait s'avérer bien plus important !

LE CONSERVATEUR COSGARD :
POUR LES ADEPTES DU FAIT MAISON

Sa liste INCI : *Benzyl alcohol, Dehydroacetic acid, aqua (Water).*
Les adeptes de la fabrication de cosmétiques maison connaissent bien ce conservateur synthétique réputé plus doux que les autres. Ce conservateur est en effet l'un des seuls acceptés par le label bio ECOCERT.
Dosé à 1 % de la préparation, il préserve les préparations des bactéries, levures et moisissures.
Toutefois ce conservateur n'est pas totalement anodin puisque l'alcool benzylique qu'il contient est réputé allergène. Il convient donc de faire un test préalable sur une zone invisible du corps pour s'assurer avant usage que notre peau le tolère bien.

Parfaitement consciente de cet état de fait, la FEBEA diffuse des règles de bonnes pratiques et recommande par exemple aux industriels de ne pas utiliser les mêmes conservateurs dans tous leurs produits. « *Il peut sembler assez logique pour une marque d'utiliser le même conservateur dans un shampoing et dans l'après-shampoing de la même gamme. Pourtant, nous les incitons au contraire à utiliser des conservateurs différents, de façon à ne pas charger inutilement le consommateur avec une même substance* », explique Anne Dux.

Le vrai problème, c'est qu'on ne sait pas à l'heure actuelle quel est vraiment le danger des conservateurs. Plusieurs spécialistes interrogés dans le cadre de mon enquête m'ont confié avec humilité et transparence qu'ils n'avaient aucun recul sur leur dangerosité potentielle.

Laurence Coiffard, cosmétologue, m'a expliqué que les marques ont recours :

- Soit à des substances insuffisamment efficaces au sens où elles laissent les bactéries se propager, si bien qu'on prend le risque que les cosmétiques soient bien moins conservés qu'ils ne l'étaient par le passé ;
- Soit à des conservateurs assez puissants pour préserver convenablement les produits, mais potentiellement dangereux. D'autant qu'ils risquent de tuer toutes les bactéries, à la fois les mauvaises et les bonnes. Or, pour l'équilibre de la flore, l'organisme a besoin de quelques bactéries.

Compte tenu des nombreux doutes qui planent quant à l'innocuité des conservateurs en cosmétique, des chercheurs réfléchissent donc à d'autres solutions :

- **Le chlorphenesin et l'éthylhexylglycérine** sont, selon Laurence Coiffard, des conservateurs acceptables ;
- **L'alcool** ? « *Il n'est pas vraiment recommandé, d'une part car il assèche la peau, mais en plus, c'est une substance considérée comme CMR* [Cancérigène Mutagène et Toxique] » poursuit-elle ;
- D'autres spécialistes optent quant à eux pour l'**urée**. « *En soi, ce n'est pas un mauvais conservateur, mais il peut libérer du formol* », observe Marcela Valoroso, directeur de Skinature-Helixium ;
- Et les **huiles essentielles** ? Elles peuvent être utilisées comme conservateurs, mais sont potentiellement allergisantes ;
- La **cosmétique « stérile »**. Elle fait l'objet d'un certain intérêt. De la même façon qu'on stérilise le lait, il s'agit de chauffer le produit à très haute température puis de le refroidir immédiatement pour éviter l'apparition de bactéries. Cette méthode permet d'éviter de recourir aux conservateurs. Les laboratoires Pierre Fabre, notamment, s'y sont beaucoup intéressés.

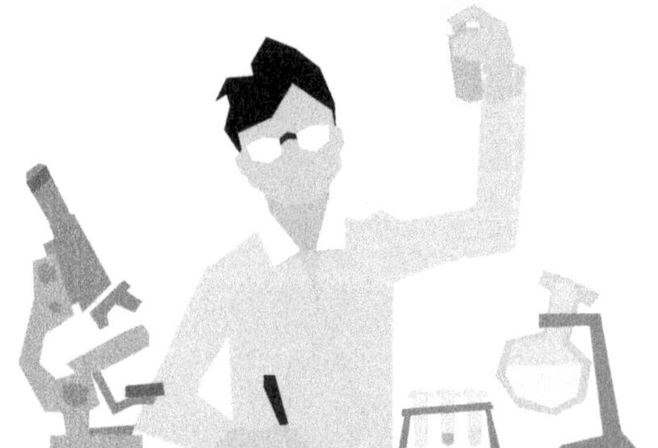

LEUCIDAL, EXTRAIT DE PÉPINS DE PAMPLEMOUSSE : D'AUTRES CONSERVATEURS D'ORIGINE NATURELLE

Autres conservateurs très prisés des adeptes du *Do it yourself* bio, le leucidal et les pépins de pamplemousse.
Le premier est obtenu par la fermentation de Lactobacillus (des probiotiques) qui entraîne la formation de peptides antimicrobiens. Dosé à 4 % de la préparation, ce conservateur empêche la formation de bactéries, moisissures ou levures. Il nécessite malgré tout de faire un test sur la peau préalablement pour s'assurer qu'il soit bien toléré. Par ailleurs, il faut veiller avec ce type de conservateur aux interactions avec d'autres ingrédients, car ce conservateur acidifie la préparation. Par ailleurs, il a tendance à être moins efficace sur la durée, si on le compare au conservateur Cosgard cité plus haut.
L'extrait de pépins de pamplemousse ultra-concentré joue un rôle de conservateur. Dosé à environ 1 %, il conserve les préparations pendant environ 1 mois. L'inconvénient : il acidifie la préparation, ce qui nécessite de bien vérifier le pH du cosmétique avant de l'appliquer sur la peau, surtout si vous avez une peau sensible.

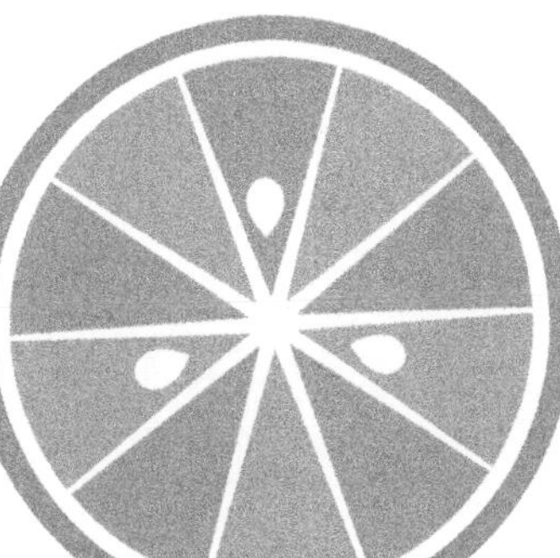

LES PERTURBATEURS ENDOCRINIENS : UN ENJEU DE SANTÉ PUBLIQUE

QU'EST-CE QU'UN PERTURBATEUR ENDOCRINIEN ?

L'expression « Perturbateur Endocrinien » (PE) a été créée en 1991 par Theo Colborn, une professeure en... zoologie ! On entend par là : toute molécule ou agent chimique composé, décrit comme cause d'anomalies physiologiques et de reproduction. Ces perturbateurs endocriniens perturbent l'équilibre hormonal et altèrent la croissance, l'humeur, le sommeil ou la fonction reproductrice. Ils ont parfois un impact sur la descendance. Mais le lobby de l'industrie chimique est tellement puissant que les mesures législatives permettant d'encadrer ces PE sont régulièrement reportées.

OÙ LES TROUVE-T-ON ET QUELS SONT LEURS DANGERS ?

Les perturbateurs endocriniens perturbent le métabolisme. Dans les cosmétiques, on les trouve hélas dans un grand nombre de produits (essentiellement dans les filtres solaires, mais pas seulement). Ils ont (entre autres) pour noms : benzophénone, cyclopentasiloxane, diethyl phtalate, phénoxyéthanol, mais aussi triclosan.

ZOOM SUR LE TRICLOSAN

Quelques lignes plus haut, j'évoquais cette substance dans la liste des conservateurs les plus dangereux. Attardons-nous sur cet agent antimicrobien. Il est essentiellement utilisé dans **certains dentifrices, mais aussi dans des déodorants et des crèmes anti-acnéiques**, ou encore dans des **désinfectants pour les mains**. Il se fixe dans l'organisme, si bien que les résidus sur le long terme finissent par s'accumuler car notre corps ne sait malheureusement pas les évacuer. Tout comme l'iodopropyl (autre conservateur), le triclosan perturbe ainsi le fonctionnement de la thyroïde, car il intègre le système hormonal. Les scientifiques du Centre américain de lutte et de prévention des maladies (Centers for Disease Control and Prevention) ont décelé du triclosan dans l'urine de presque 75 % des échantillons récoltés auprès de 2 517 personnes âgées de 6 ans et plus. Ce qui prouve bien qu'on en retrouve dans le corps !

L'Union européenne a classé le triclosan comme irritant pour la peau et les yeux. Si cette substance inquiète, c'est aussi parce que son utilisation à grande échelle dans les produits de consommation pourrait favoriser le développement de bactéries résistantes aux antibiotiques.

En ce qui concerne les produits cosmétiques, la Commission européenne a fixé la concentration maximale du triclosan dans le produit fini à 0,3 %. Il est également autorisé dans les bains de bouche, mais à une concentration maximale de seulement 0,2 %. En revanche, cette substance est interdite dans les produits de rasage depuis le 30 octobre 2014.

40 % DES PRODUITS CONTIENNENT AU MOINS UN PERTURBATEUR ENDOCRINIEN

Noteo est un système de notation de produits de grande consommation. 15 000 produits de beauté-hygiène ont été testés en 2013. Une expérimentation XXL qui a donné lieu à des publications assez alarmistes, selon lesquelles les parabènes seraient présents dans 23 % des produits, suivis par le cyclopentasiloxane (15 %) et le triclosan (1,3 %). Noteo met surtout en avant que près de 40 % des produits d'hygiène-beauté contiendraient au moins un perturbateur endocrinien, autrement dit une substance chimique interférant avec la régulation hormonale. Selon cette enquête, les vernis à ongles arrivent en tête (74 % d'entre eux contiennent au moins un PE) devant les fonds de teint (71 %), les produits de maquillage pour les yeux (51 %), les démaquillants (43 %), les rouges à lèvres (40 %), les soins du visage (38 %), les déodorants (36 %), les dentifrices (30 %) et les shampoings (24 %). Précisons tout de même que cette étude a suscité quelques indignations, notamment de la part du site Alerte Environnement, qui milite contre les excès des militants écologistes. Son fondateur, Thibault Martin, dénonce le fait que Noteo n'est peut-être pas un institut si indépendant qu'il le prétend, et le soupçonne d'être « phagocyté par les écologistes » et « de favoriser l'écolobusiness ».

LES PERTURBATEURS ENDOCRINIENS : DES LIENS AVEC LE CANCER DU SEIN

J'ai eu le plaisir de m'entretenir avec le Pr Patrick Fénichel, gynécologue-endocrinologue au CHU de Nice. Pour lui, il n'y a pas de doutes : l'exposition aux perturbateurs endocriniens représente un nouveau facteur de risque (et de loin pas le seul) de cancer du sein. *« Il n'est pas du tout exagéré de dire que les perturbateurs endocriniens sont partout. Il existe trois voies d'exposition aux perturbateurs endocriniens environnementaux : la voie alimentaire, la voie aérienne et la voie percutanée à travers les cosmétiques, les solvants, les savons, les déodorants, les parfums...* », explique-t-il, tout en précisant que la voie alimentaire reste la voie privilégiée. « *Cela a été confirmé par plusieurs études réalisées à partir du sang du cordon ombilical. La femme enceinte exposée aux perturbateurs endocriniens va aussi voir son fœtus exposé via la circulation sanguine ombilicale et le placenta* » ajoute-t-il. Mais comment identifier le type de perturbateurs endocriniens responsables de l'apparition de cellules cancéreuses ? Grâce aux travaux épidémiologiques. Même si ce sont des travaux compliqués à mener car ils s'effectuent sur de très longues périodes. « *À titre d'exemple, des chercheurs américains ont étudié une banque de sang de femmes enceintes constituée il y a 50 ans. Ils ont ainsi dosé dans ce sang le DDT (pesticide organochloré fortement œstrogénique), aujourd'hui interdit en France. Ils ont parallèlement suivi, pendant 50 ans, les enfants filles de ces femmes et se sont aperçus que les mères dont les taux sanguins de DDT et de PCB (polychlorobiphényles) étaient les plus élevés avaient donné naissance à des filles qui présentaient à 40-50 ans, 3 à 4 fois plus de cancers du sein que les filles dont les mères avaient des taux sanguins de DDT et PCB relativement bas.* »

Il est totalement faux de dire que les cancers hormono-dépendants sont toujours causés par des perturbateurs endocriniens, mais c'est un nouveau facteur qui vient s'ajouter à d'autres facteurs aujourd'hui indiscutables comme le tabac ou l'obésité.

Si l'on est tous plus ou moins sensibilisés à certains comportements à risque, comme le fait de ne pas chauffer les aliments dans des récipients en plastique, en revanche, peu de personnes étudient la composition des cosmétiques utilisés...

AU RAYON HYGIÈNE DENTAIRE...

Même dans les produits utilisés pour l'hygiène buccale, la liste INCI n'est pas irréprochable...

Le sodium lauryl sulfate est soupçonné provoquer des **aphtes**, or ce dernier est également présent dans des dentifrices pourtant estampillés bio.

Méfiez-vous aussi des produits supposés **blanchir les dents**. Le dioxyde de titane est classé par le Circ (Centre international de recherche sur le cancer) comme cancérigène, d'autant qu'il n'est pas évacué par l'organisme.

Le dioxyde de titane (E171) est un colorant très répandu dans les dentifrices blanchissants, mais aussi dans les crèmes solaires (on le trouve dans les bonbons, biscuits, produits chocolatés, chewing-gums...). Une nouvelle étude de l'Institut national de la recherche agronomique (INRA) vient de révéler des risques de lésions prénéoplasiques (c'est-à-dire qui peuvent potentiellement évoluer vers un cancer) dans le côlon en cas d'exposition orale répétée.

Autre produit supposé blanchir les dents : le **peroxyde d'hydrogène** risque au mieux altérer l'émail, au pire d'irriter l'intestin, l'estomac ou les muqueuses. Méfiez-vous donc des « bars à sourire » qui administrent, sans aucun contrôle médical, des produits dont ils ignorent la composition.

FUYEZ LES PHTALATES !

Il n'y a pas que dans nos eaux de toilette qu'il y a du parfum. On le trouve également dans la très grande majorité des cosmétiques (crèmes de douche, soins hydratants, déodorants et même dans le maquillage). En quoi est-ce susceptible d'être un problème ? Explications.

Qu'est-ce qu'un phtalate ?

Ce sont des substances utilisées en tant que plastifiants. On en trouve dans la quasi-totalité des produits en polychlorure de vinyle (PVC), auxquels ils confèrent la souplesse voulue (rigide, semi-rigide ou souple). Les phtalates sont à l'honneur dans beaucoup d'industries, mais essentiellement dans celle des cosmétiques (qui représente le deuxième domaine d'application des phtalates). Il existe différents types de phtalates (dibutyle phtalate, diméthyle phtalate…) mais l'industrie cosmétique ne peut plus utiliser que le diethyl phtalate (DEP), car les risques ont conduit à une réglementation beaucoup plus stricte !

Quel est leur rôle ?

- Ils servent de **fixateurs**. Par exemple pour qu'un vernis ne s'écaille pas, ou pour qu'une laque permette aux cheveux de conserver telle ou telle forme, on a recours à ces substances. On en retrouve aussi dans les parfums et dans les déodorants, là aussi pour permettre à l'odeur de tenir le plus longtemps possible.
- Ils servent à **faciliter la pénétration d'un produit**.
- On s'en sert pour **dénaturer l'alcool** contenu dans les parfums, sachant qu'une mesure jugée assez imbécile par une grande partie de la profession, oblige les fabricants à rendre l'alcool impropre à la consommation. Autrement dit, afin d'éviter qu'une hypothétique personne fêlée ne boive une bouteille de shampoing, on impose à tous les consommateurs du diethyl phtalate !

**POUR ÉCHAPPER AUX PHTALATES :
ADOPTEZ CES 4 RÉFLEXES !**

1-Optez pour le maquillage bio. Les marques se sont considérablement développées. Leur atout : proposer des pigments naturels en lieu et place des très controversés colorants azoïques.
2-Ne gardez pas trop longtemps votre vernis (maximum 5 jours). Ayez le réflexe de ne pas en porter quand ce n'est pas indispensable. Et de toute façon, c'est sain de laisser respirer les ongles !
3-Préférez les crèmes ou des déos inodores. Certes, c'est agréable quand la crème sent le patchouli (ou autres), mais cet aspect parfumé cache peut-être des surprises. Pour ma part, j'avais tendance à n'opter que pour des crèmes agréablement parfumées. À présent, je m'en méfie et préfère des produits inodores.
4-Optez pour des parfums naturels sans fixateurs. Dans cette même logique, je préfère me remettre régulièrement du parfum dans la journée, plutôt que de prendre le risque d'avoir un produit qui tient extrêmement bien, mais qui, par la même occasion, attaque ma santé.

Quels sont les risques ?

Les scientifiques prétendent que les phtalates ne présenteraient pas de danger pour l'homme étant donné l'infime quantité utilisée, pourtant il existe un certain nombre de risques. Au-delà des migraines, des irritations, des allergies et de l'asthme… les phtalates sont surtout accusés de générer des problèmes d'infertilité ! Ce sont en effet des perturbateurs endocriniens notoires.

ET LES PRODUITS POUR LA TOILETTE INTIME ?

On y trouve aussi des phtalates qui s'introduisent dans le système reproducteur des femmes ! Ces substances sont susceptibles de dérégler l'activité hormonale assurant la fertilité. Ces agents fixateurs sont ultratoxiques pour le corps.

Des études menées en laboratoire révèlent qu'en concentration élevée, les phtalates entraînent une baisse de la fertilité, une atrophie testiculaire, une réduction du poids du fœtus, des cas de mortalité fœtale et des malformations sur l'appareil génital mâle. Alors certes, on peut imputer la baisse du nombre de spermatozoïdes à d'autres facteurs (les téléphones portables dans les poches des jeans par exemple…), mais les phtalates n'y seraient peut-être pas non plus étrangers.

En France, on estime qu'en moyenne, un couple sur sept a des difficultés pour avoir un enfant ! André Cicolella, toxicologue que j'ai déjà eu l'occasion de citer, mentionne une étude menée sur une cohorte de 250 personnes (tous sexes confondus), et qui conclut à une féminisation des garçons, dès lors que leurs mères ont été exposées aux phtalates. « *Le pic de testostérone a été supprimé, et le lien avec le déclenchement de cancers de la prostate est très clair. Pourquoi mettre ces substances dans des cosmétiques ?* s'indigne-t-il. *D'autant que les industriels ont le droit à des secrets de fabrication, lesquels les autorisent à ne pas publier la liste des flagrances utilisées* ». Selon lui, la grille de lecture élaborée il y a quatre décennies pour évaluer la toxicité des produits ne prend pas en compte ces phtalates, qui sont relativement récents et toxiques.

ET VOS PARFUMS ?

Difficile en effet d'évaluer la toxicité des parfums, car **les marques sont autorisées à ne pas communiquer sur leur composition, sauf si l'un des ingrédients figure dans la liste des 26 allergènes** identifiés par les instances européennes. En effet, depuis 2005, une directive oblige les marques à mentionner le nom des 26 molécules parfumées considérées comme étant les plus allergisantes (linalol, limonène, citronellol et géraniol...). Mais si le parfum utilisé ne figure pas dans cette liste, l'industrie cosmétique peut cacher son jeu. Les substances odorantes sont en effet déclarées en bloc par l'appellation « Parfum » ou « Aroma » dans la liste INCI (voir p. 63).

Le concept d'exposome ou l'effet cocktail

André Cicolella explique qu'un produit contenant des phtalates n'est pas nécessairement dangereux en soi, mais peut le devenir en vertu du concept dit « d'exposome ». Un nom certes un peu scientifique d'apparence, mais qui désigne une réalité simple, à savoir la totalité des expositions à des facteurs environnementaux (c'est-à-dire non génétiques) que subit un organisme humain de sa conception à sa fin de vie en passant par le développement in utero. *« Il faut prendre en considération non pas un produit individuellement, mais plutôt comptabiliser l'exposition à ces substances sur plusieurs années, car elles s'influencent et se potentialisent »*, poursuit-il. On peut, selon lui, établir un parallèle avec l'exposition au soleil : « *On a découvert ces dernières années que nous avions un capital soleil et que le fait d'avoir été beaucoup exposé par le passé pouvait entamer ce capital. Il en serait de même pour les cosmétiques et l'exposition à certaines substances toxiques sur le long terme* ». C'est le fameux « effet cocktail ».

UN INQUIÉTANT COCKTAIL DE SUBSTANCES…

Selon une étude de Greenpeace :

- Plus de 100 000 substances chimiques industrielles sont en libre circulation sur le marché européen ;
- Parmi elles, seulement 5 000 seraient testées ;
- Notre peau accumule 2 kg de produits chimiques à la fin d'une année, avec ces gestes répétés du quotidien.

L'association dénonce le fait que la plupart de ces substances chimiques ont été commercialisées sous une réglementation européenne permissive, sans évaluation pertinente des impacts sur la santé et l'environnement, en particulier sur le long terme.
On peut retrouver dans notre corps jusqu'à 200 substances potentiellement dangereuses. Un chiffre qui laisse sans voix !

POURQUOI LES CRÈMES SOLAIRES SONT-ELLES MONTRÉES DU DOIGT ?

Plusieurs sons de cloche laissent entendre que loin de vous protéger, les crèmes nuiraient non seulement à votre santé mais aussi à l'écosystème marin… Qu'en est-il vraiment ? Il est important de comprendre, en préambule, que les crèmes solaires figurent parmi les produits qui se conservent le moins bien. Après un certain temps, elles perdent leur efficacité et ne protègent plus du tout. C'est pourquoi il est dangereux d'utiliser une crème périmée. Mais si les filtres UV posent question, c'est aussi parce que certains sont allergisants ou pire, contiennent des perturbateurs endocriniens.

2 types de filtres solaires

Pour concevoir des crèmes qui protègent contre les méfaits du soleil, il n'existe pas cinquante solutions, mais seulement deux options :

- **Les écrans chimiques** : ce sont les plus répandus. Le principe est simple : ils absorbent les rayons UV. À noter, ils sont interdits dans l'industrie du bio.
- **Les écrans minéraux** : ils se subdivisent en deux catégories.
  - **Les filtres nano** : il ne s'agit plus d'absorber, mais de refléter les ultraviolets grâce à de l'oxyde de zinc ou du dioxyde de titane. Ces filtres se présentent sous forme de nanoparticules susceptibles d'endommager les cellules, car elles pénètrent dans la peau.
  - **Les filtres non nano** : souvent considérés comme moins efficaces.

Mais pourquoi des anti-UV partout ?

Bien sûr, mieux vaut appliquer ces filtres plutôt que de courir le risque de mélanomes, carcinomes et autres joyeusetés en raison d'une trop forte exposition au soleil, mais le vrai scandale, c'est que l'on trouve des SPF dans tous les produits.

QU'EST-CE QUE LE SPF ?

SPF (Signifiant Sun Protection Factor) est une mesure du niveau de protection contre les UVB. Les protections solaires sont regroupées en 4 niveaux de SPF : Faible (de 6 à 10), Moyenne (de 15 à 25), Haute (de 30 à 50) et Très Haute (50+).

Autant on peut accepter de prendre ce risque quand on est sur une plage, autant il n'y a aucune raison que ces perturbateurs endocriniens se « baladent » dans notre organisme quand on n'a pas besoin d'eux. En effet, un phénomène de bio-accumulation peut se produire. Certaines crèmes de jour ou fonds de teint proposent des indices solaires, ce qui est de mon point de vue un non-sens, car on n'en met en théorie que le matin. Or à midi, si on déjeune en terrasse, on n'est déjà plus protégé sachant que ces filtres solaires n'ont d'effets que pendant deux heures !

Laurence Wittner explique que cette tendance à mettre des SFP partout est venue d'Asie : « *Là-bas, ils ont tellement peur du soleil, accusé à juste titre d'accélérer le vieillissement cutané, qu'ils s'enduisent d'indices solaires en permanence.* » Force est de constater en effet que les femmes sont séduites par la mention « SPF ». Les marques surfent donc sur leurs attentes. Le problème, c'est que ces consommatrices sont mal informées. Conclusion, on retrouve, à l'insu de notre plein gré, des SPF dans toute une série de produits. Y compris dans des gels douches (parfois juste pour leur donner une coloration rosée ou nacrée), des parfums, des produits capillaires… À quand dans ma crème de nuit, mon shampoing ou mon dentifrice ?

DES ALTERNATIVES PLUS NATURELLES AUX CRÈMES SOLAIRES ?

Certaines marques de cosmétiques bio ont tenté, malgré le défi à relever, de se lancer dans la fabrication de crèmes solaires en utilisant uniquement des **filtres minéraux** appelés aussi écrans ou filtres physiques (zinc, titane, talc ou kaolin) avec souvent de la vitamine E (antioxydante), de la glycérine et des huiles essentielles.
Ces crèmes solaires bio ont l'avantage à la fois de ne pas contenir de filtres chimiques nocifs et de ne pas pénétrer le derme car ce sont des filtres minéraux en micropigments (et non pas en nanopigments comme dans les autres crèmes solaires du marché), réduisant ainsi les risques d'allergie et d'irritations. Important aussi, elles ne nuisent pas à l'environnement marin (en particulier aux coraux).
Ces crèmes sont reconnaissables au **label écocert ou cosmebio** affiché sur leur emballage.
Les seuls inconvénients sont leur coût plus élevé et le fait qu'on a du mal à les faire pénétrer (en raison des pigments blancs qui reflètent et diffusent les UVA et UVB). La texture est donc collante et difficile à étaler.

Que penser de l'huile de karanja ? Cette huile utilisée dans la médecine ayurvédique contient des molécules photo-protectrices et absorbe une partie des UVA et UVB. Attention, toutefois, ce n'est pas un filtre solaire autorisé. Comme le rappelle l'ANSM (Agence nationale de sécurité du médicament et des produits de santé) dans un avis aux fabricants de février 2017, cette huile n'a pas l'efficacité des filtres minéraux et ne peut donc pas être utilisée pour des expositions prolongées au soleil.

PÉTROCHIMIE, SELS D'ALUMINIUM, PFOA : QUE FAUT-IL EN PENSER ?

HUILES MINÉRALES : PAS VRAIMENT LA PANACÉE...

Les huiles minérales, c'est quoi ?

Pendant longtemps, je n'ai pas su ce qui se cachait derrière l'appellation « huile minérale ». Naïvement, j'associais à ce terme une connotation positive. Ne parle-t-on pas des bienfaits de l'eau minérale ? N'a-t-on pas coutume d'entendre que les substances riches en sels minéraux sont recommandées ?

Un beau jour, j'ai compris que ce que l'on qualifiait d'huile minérale, c'était en réalité les corps gras dérivés du pétrole ! Plus précisément, les matières premières à base d'huiles minérales sont composées de chaînes hydrocarbonées sans part d'oxygène. Bref, disons les choses simplement : elles sont obtenues à partir des résidus de la distillation du pétrole.

Derrière des noms de grandes marques vendues en pharmacie qui fleurent parfois bon la source thermale, sont utilisés beaucoup d'ingrédients issus du raffinage du pétrole, lesquels sont obtenus par distillation de combustibles fossiles, tels que le pétrole brut, la houille ou certains schistes. Ces derniers servent donc aussi bien à réaliser des lubrifiants mécaniques, et des huiles de moteur que des cosmétiques !

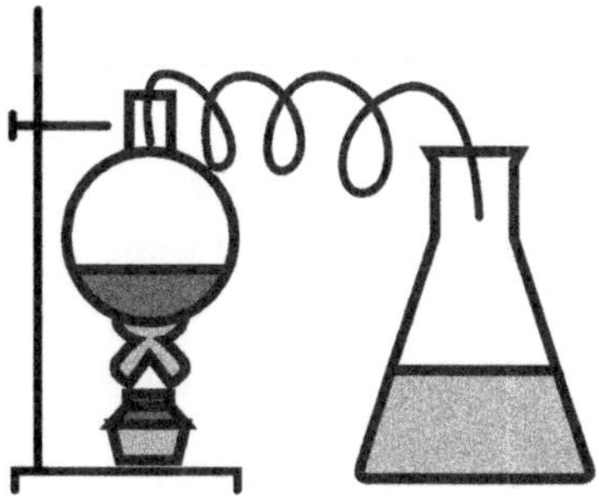

SACHEZ RECONNAÎTRE LES SUBSTANCES ISSUES DE LA PÉTROCHIMIE !

Les corps gras minéraux les plus fréquents sont qualifiés des doux noms suivants : Cera microcristallina, Ceresin, Hydrogenated polyisobutene, Isododecane, Isohexadecane, Ozokerite, Paraffin, Paraffinum liquidum, Petrolatum ou encore Synthetic wax.
Vous ne pourrez plus dire que vous ne saviez pas !

Quels sont les avantages et les inconvénients des huiles minérales ?

Les huiles minérales sont très utilisées pour fabriquer des crèmes et même, du maquillage. Leur intérêt ? Ce sont des **excipients efficaces**, c'est-à-dire qu'ils facilitent l'action des substances actives du produit. Autre avantage : un **faible coût et une stabilité dans le temps**. « *Ils donnent du corps à la formule (texture) et participent à l'hydratation de la peau, en limitant la perte en eau. Ils forment en effet un filtre relativement occlusif sur la peau* », expliquent Julien Kaibeck et Mélanie Dupuis dans *Slow Cosmétique, le guide visuel, éd. Leduc.s, 2015.* Ils précisent que le revers de la médaille, c'est que ces substances peuvent se révéler **comédogènes**, autrement dit, boucher les pores et empêcher la peau de respirer. Pire, ces produits n'apportent selon eux aucun caractère nutritif. Certes, ils comblent rides et ridules. Comment ? Pour qu'une peau reste hydratée, il faut éviter que l'eau n'en sorte. Jusque-là, c'est très logique. Précisément, les produits à base d'huile minérale remplissent ce rôle en empêchant l'eau de sortir, donc à première vue, on peut dire que l'objectif est atteint ! Mais en réalité, c'est un peu comme si on mettait une salade sous une cellophane. Certes, elle va rester gorgée d'eau, mais elle va finir par pourrir. À terme, ce type de produits est susceptible de boucher les pores de la peau et de favoriser l'apparition des boutons et points noirs. Mais aussi de générer des affections pathologiques lorsque les applications sont fréquentes et prolongées.

Le caractère occlusif des huiles minérales n'est pas le seul reproche qu'on peut leur faire. On les accuse aussi d'être **polluées par des toxines potentiellement cancérigènes**. « *Cette industrie a recours à des corps inertes et morts qui n'apportent rien à la peau. Certaines études nous apprennent qu'ils peuvent s'accumuler dans le foie sur le long terme, lorsqu'ils sont ingérés* », poursuivent Julien Kaibeck et Mélanie Dupuis. Or, rien de plus facile à avaler, bien malgré nous, que des baumes ou des rouges à lèvres ! Problème : ce sont des produits que le corps ne sait pas assimiler. Des études menées par l'Organisation mondiale de la Santé ont même mis en avant les effets néfastes sur les organes (cœur, foie…) de certains produits à base de pétrochimie.

De plus, ils ne sont pas biodégradables et leur impact écologique est donc très important. En résumé, les huiles minérales sont accusées de n'avoir aucun intérêt curatif pour la peau, d'être comédogènes et très polluantes.

Mais alors, pourquoi les dermatologues sont-ils si friands des huiles minérales ?

Comme moi, j'imagine qu'il vous est arrivé de constater que le dermatologue vous conseille presque systématiquement d'appliquer des produits issus de la pétrochimie. Pour dénouer ce mystère, j'ai donc sollicité des dermatologues, parmi lesquels Annick Pons Guiraud, afin de comprendre s'il y avait vraiment lieu de s'inquiéter. « *Ces produits sont testés auprès de panels de consommateurs et conçus par des chercheurs en science de très haut niveau. Les laboratoires ne font pas n'importe quoi »,* explique-t-elle, tout en rappelant que sur les 3 500 dermatologues en France, près de 3 200 utilisent ces marques.

Pour d'autres observateurs plus critiques, si les dermatologues recommandent ces crèmes, c'est surtout parce qu'elles sont mieux tolérées par la peau et présentent **moins de risques de réactions allergiques.** Ajoutons que les dermatologues sont souvent sensibles aussi au fait que les produits qu'ils recommandent ne soient pas trop onéreux, car ils doivent pouvoir satisfaire une clientèle très hétérogène. Et surtout, ils souhaitent que ces produits ne génèrent pas d'allergies. Enfin, dernier atout de taille : les clientes sont contentes car leur **peau est bien hydratée**. Incontestablement, sauf que… justement, elles peuvent mener à un excès d'hydratation cutanée. Le risque, c'est que la peau ne soit plus capable de s'autoréguler, dans la mesure où les huiles remplissent ce rôle pour elle. Conclusion : elle aura tendance à vieillir plus vite.

En allant consulter une autre dermatologue, j'ai mieux compris également la tendance à prescrire des produits issus de la pétrochimie. Alors que je l'interrogeais sur les raisons qui l'incitaient à recommander telle marque plutôt qu'une autre, elle m'a très naturellement et honnêtement annoncé « *qu'elle prescrivait les produits qu'elle connaissait. Et que précisément, les produits qu'elle connaissait sont ceux qu'on venait lui présenter* ». J'en ai déduit que pour être dans les petits papiers de certains dermatologues, il suffit de venir les voir. « *Les représentants de la marque Clarins ne sont pas venus me voir depuis longtemps. D'ailleurs, je ne prescris plus leurs produits* », m'avoua-t-elle.

ET LES SELS D'ALUMINIUM ?

Où les trouve-t-on et à quoi ça sert ?

De nombreux cosmétiques et produits d'hygiène contiennent des sels d'aluminium. C'est le cas essentiellement des déodorants car ce sont des actifs antitranspirants qui régulent la quantité de sueur sécrétée et resserrent les pores de la peau. On en trouve aussi dans les brumisateurs, les dentifrices, les fonds de teint, les crèmes hydratantes ou encore les masques de beauté.

Que leur reproche-t-on ?

Le principal reproche formulé aux sels d'aluminium est d'être cancérigène. Plus précisément, ils seraient à l'origine de cancers du sein. Des chercheurs de l'université de Genève ont fait beaucoup de bruit en précisant que 80 % des tumeurs se forment au niveau de l'aisselle. D'autres voix tentent de se faire entendre dans la communauté scientifique pour dire qu'il n'y aurait pas de lien de cause à effet.

Aussi surprenant que cela puisse paraître, certaines études ont par ailleurs montré que les sels d'aluminium agissaient sur le système nerveux et pouvaient être à l'origine de maladies neurodégénératives comme la maladie d'Alzheimer ou de Parkinson.

D'autre part, ces sels d'aluminium provoqueraient aussi des irritations, des réactions inflammatoires, du psoriasis et de l'eczéma. Leur pénétration transcutanée importante fait qu'ils peuvent se fixer dans nos organes et circuler dans l'organisme jusqu'au cerveau. À tel point qu'on les retrouve dans le lait maternel ingéré par le nourrisson. Pas franchement idéal !
Enfin, en bloquant le processus naturel de la transpiration, ils perturbent le fonctionnement de l'organisme. « *Il n'est pas normal de bloquer une fonction physiologique de notre organisme,*

en l'occurrence, la transpiration. On n'aurait pas l'idée d'inventer un produit pour empêcher d'uriner », me confie la cosmétologue Laurence Coiffard, pas du tout favorable aux antitranspirants.

André Cicolella, toxicologue, confirme d'ailleurs que les sels d'aluminium sont des perturbateurs endocriniens, susceptibles de générer des maladies chroniques : « *Leurs effets sont transgénérationnels. Il ne faut pas raisonner que pour soi-même, mais aussi en ayant en ligne de mire les conséquences sur le fœtus à venir* ». Pas évident toutefois pour les femmes d'une part d'être suffisamment informées sur ces substances, et d'autre part de prendre conscience de leurs responsabilités du fait des « effets en chaîne » sur plusieurs générations. « *Attention, ce n'est pas parce qu'un produit est bio qu'il est exempt de perturbateurs endocriniens* », note-t-il.

La pierre d'alun : une alternative ?

Après avoir été portée aux nues, la pierre d'alun est finalement contestée à son tour. En effet, l'aluminium, reconnu comme toxique par les scientifiques, y est très présent. La pierre d'alun est utilisée depuis l'Antiquité. Elle se présente sous la forme d'un minerai plus ou moins transparent et possède des vertus astringentes. Ce qui fait dire aux plus écolos que c'est une substance parfaitement naturelle. Sauf que ce n'est pas parce qu'on la trouve dans la nature qu'elle est sans danger. De plus, presque toutes les pierres d'alun que vous trouvez dans le commerce n'ont pas été trouvées dans la nature, mais reconstituées. Cette pierre d'alun dite « de synthèse », est constituée de sulfate d'aluminium et d'ammonium. Elle est efficace au sens où elle bouche les glandes sudorales et limite ainsi la transpiration, mais elle est plus ou moins bien tolérée, et peut être **à l'origine de rougeurs ou de démangeaisons.** Ce qui interroge surtout, c'est la potentielle toxicité de cette pierre d'alun, compte tenu des sulfates d'aluminium dont elle est constituée. Certains prétendent que la structure moléculaire de la pierre d'alun la rende inoffensive. D'autres scientifiques sont plus mitigés, estimant que lorsque la peau est humide, le chlorohydrate d'aluminium se transforme en hydroxyde d'aluminium, bouchant les pores pour bloquer la transpiration. Le problème, c'est que le lactate, l'un des composants de la sueur, pourrait dissoudre une partie de l'hydroxyde d'aluminium lui permettant alors de traverser la barrière cutanée. Les autorités sanitaires recommandent d'ailleurs de ne pas utiliser les produits antitranspirants ou déodorants contenant de l'aluminium après le rasage ou en cas de microcoupures. C'est bien la preuve que l'aluminium n'est pas considéré comme anodin.

Les PFOA : les crèmes anti-âge visées

Une étude financée par le Breast Cancer Fund, une association américaine de prévention contre le cancer du sein a été menée sur des produits anti-âge. Ces crèmes issues des plus grandes marques de cosmétiques ont été analysées par un laboratoire indépendant afin de mesurer la présence d'agents chimiques liés au cancer du sein. En octobre 2015, le Breast Cancer Fund a publié les résultats et révélé qu'un grand nombre de ces produits contiennent du PFOA, un corps chimique utilisé dans la fabrication du Teflon®.

Si, si. Vous avez bien lu. Le Teflon® ! Celui-là même que vous utilisez dans votre matériel de cuisine, à commencer par les poêles, car il est reconnu pour ses propriétés antiadhésives. Aussi surprenant que cela puisse paraître, certains produits anti-âge contiennent du PFOA, un corps chimique utilisé dans la fabrication du Teflon® !

Le PFOA a plusieurs effets négatifs avérés sur la santé dont des effets reprotoxiques et des effets cancérigènes. L'étude réalisée par le Breast Cancer Fund met en avant que même des doses très faibles ont le pouvoir de retarder le développement de la puberté chez les jeunes filles ou encore de favoriser des maladies à l'âge adulte. Déjà en 2009, une étude danoise avait mis en avant le fait que les perfluorés (PFOA, PFOS) étaient responsables de la baisse du nombre de spermatozoïdes chez l'homme.

Bien entendu, pas question pour les marques de mentionner « Teflon® » dans la liste INCI. Vous trouverez plutôt la mention PTFE ou Polytétrafluoréthylène. Mais la signification est la même. L'association Breast Cancer Fund fait remarquer que les crèmes anti-âge sont précisément destinées à une population très susceptible de développer un cancer du sein et que le Teflon® n'a aucunement sa place dans les cosmétiques. À noter, cette contamination par du PFOA dans les cosmétiques s'ajoute aux autres sources de PFOA que l'on trouve maintenant partout dans l'environnement.

SAVEZ-VOUS D'OÙ VIENT LE COLLAGÈNE ?

Trop préoccupées par l'envie de constater des résultats, les femmes ne se préoccupent pas assez de savoir ce qu'on met dans leurs mixtures. Ainsi, le collagène présent dans la plupart des produits de beauté est dérivé de peaux animales et plus précisément, de pieds de poulets hachés... Voilà qui ne fait pas vraiment rêver !

POUR SAVOIR QUELS COSMÉTIQUES UTILISER, AYEZ LES BONS RÉFLEXES !

Face à toutes ces substances précitées, comment identifier les bons produits ? Loin de moi l'idée d'émettre des recommandations. Mon objectif est plutôt de sensibiliser et d'aider à y voir plus clair. Et justement, pour mieux comprendre ce dont sont truffés vos cosmétiques, il est recommandé de lire la fameuse liste INCI.

LA LISTE INCI

Qu'est-ce que la liste INCI ?

Sur chaque produit quel qu'il soit, on trouve une série de termes absolument incompréhensibles et généralement illisibles. Il s'agit de la liste dite « INCI », abréviation de International Nomenclature of Cosmetic Ingredients. En français : Nomenclature internationale des ingrédients cosmétiques. Conçue en 1973 par la Cosmetic, Toiletry and Fragrance Association (CTFA), une association américaine regroupant des fabricants de cosmétiques, cette liste permet de savoir ce que contiennent les cosmétiques. En Europe, les marques ont l'obligation de mentionner cette liste depuis 1998. Les extraits de plante sont donnés sous le nom latin de la plante. Quant aux noms des molécules, ils apparaissent en langue anglaise.

Les limites de la liste INCI

L'objectif est d'avoir une langue unique pour tous les cosmétiques. Le problème, c'est que du coup, les non-initiés n'y comprennent rien. En effet, si tant est qu'on soit parvenus, en s'arrachant les yeux, à lire ces caractères en pattes de mouche, reste une étape difficile, voire dissuasive : les comprendre, car c'est un véritable « charabia ». Seules quelques marques comme Weleda ou encore Ibbeo ont pris le parti de traduire en français l'équivalent de cette composition.

Autre limite de taille : on ne connaît pas la quantité exacte des ingrédients (en effet les concentrations ne sont pas obligatoires pour protéger les recettes de fabrication des marques) ni leur origine. Autrement dit, il n'est précisé ni si certains ingrédients sont génétiquement modifiés, ni leur provenance. Le fabricant peut même demander à indiquer un ingrédient sous une forme codée, s'il a peur d'être copié par ses concurrents.

Par ailleurs, les ingrédients tels que les ajouts d'actifs de synthèse dans les produits soi-disant « respectueux de l'environnement » sont souvent dissimulés sous le terme de parfum. En effet, ces fragrances peuvent atteindre un dosage élevé composé de 100 ingrédients parmi un panel de près de 3 000 produits destinés à la création cosmétique et entrant dans leur composition.

Comment déchiffrer la liste des composants ?

Les ingrédients sont présentés par ordre décroissant d'importance. Autrement dit, le premier est le plus présent dans la formule. Et ainsi de suite.

Les 5 premiers ingrédients déterminent donc l'essentiel de la formule. C'est surtout dans ceux-ci qu'il faut éviter de tomber sur les noms cauchemardesques mentionnés dans le chapitre précédent.

LES 7 RECOMMANDATIONS AVANT D'ACHETER UN COSMÉTIQUE

1. **Plus il y a d'ingrédients, moins c'est bon signe**. En effet, il y a davantage de risques d'y trouver des substances toxiques.
2. **Méfiez-vous des abréviations** : PPG, BHA, EDTA...
3. **Sachez reconnaître les colorants** qui commencent systématiquement par CI.
4. **Si un terme anglais suit le nom en latin, c'est plutôt une bonne chose.** Exemple : butter, oil, wax... (beurre, huile, cire).
5. **Si le nom de la substance est directement en anglais, c'est le signe qu'elle a subi une transformation importante.** Ex. Corn oil PEG 6 Esthers.
6. **Les ingrédients sont présentés par ordre d'importance.** Ceux qui sont utilisés en grande quantité apparaissent en premier. Et inversement. Vous constaterez ainsi que les ingrédients supposés « star » par exemple le beurre de karité, sont généralement situés en dernier dans la composition. Alors même qu'ils sont représentés en gros sur le packaging. En réalité, c'est uniquement de l'affichage.
7. **Enfin, sachez qu'en dessous de 1 %, les ingrédients peuvent apparaître dans n'importe quel ordre.** Une faille largement exploitée par les fabricants, qui (dès lors qu'ils sont sous ce seuil) mettent le plus haut possible dans la liste les ingrédients qui leur paraissent les plus recommandables. Exemple fictif : s'ils utilisent 0,09 % d'alcool et 0.0001 % d'huile de coco, ils mentionneront en premier l'huile de coco.

Dans le chapitre suivant, j'ai listé toutes les substances potentiellement problématiques. Pour ma part, j'ai passé presque une semaine à éplucher toute mon armoire à pharmacie et les deux tiers de mes pots ont atterri aux ordures après la lecture de cette fastidieuse liste...

Je suis la première à reconnaître que la lecture des composants d'un produit est la chose la plus rebutante qui soit. Et c'est d'ailleurs totalement fait exprès. Qui a vraiment envie de lire des lettres minuscules, toutes serrées, quasiment indéchiffrables tant le contraste est insuffisant ? D'autant qu'un cosmétique peut contenir de 20 à 50 ingrédients !

Pour nous vanter les mérites du beurre de mangue par exemple, les fabricants savent mettre le paquet en matière de visibilité. Mais quand c'est pour nous informer (parce qu'ils n'en ont pas le choix, sinon ils s'abstiendraient) que leur merveille contient du Phénoxyéthanol, du Sodium Lauryl Sulfate, du Cyclopentasiloxane, Methylchloroisothiazolinone, du Propylparaben ou encore de l'Ethylhexyl, curieusement, la lisibilité est bien moindre.

Des applications mobiles sur smartphones ont vu le jour, comme Think Dirty, fondé en 2013 par une Sino-Canadienne exaspérée par la toxicité de certains produits après que sa propre mère a été victime d'un cancer. Think Dirty prétend passer « au peigne fin » les composants des produits de beauté. Pour cela, rien de plus simple, il vous suffit de scanner le code-barres d'un produit, et l'application vous donnera tous les ingrédients qui le composent, et sa nocivité pour la santé. Autant vous dire que vous allez déchanter, car malheureusement, le secteur du marché cosmétique est loin d'être blanc comme neige. Seul bémol : beaucoup de produits ne sont pas encore référencés dans l'appli, si bien que de nombreux codes-barres ne sont pas encore reconnus. On peut toutefois proposer des produits en les prenant en photo et en indiquant leurs références.

Les initiatives de ce type sont pertinentes car elles ont vocation à encourager les gens à changer leurs réflexes et à ne pas mettre n'importe quoi sur leur peau.

LA BLACKLIST DES INGRÉDIENTS À ÉVITER

De nombreuses substances peu recommandables ont été évoquées. Voici donc un résumé de celles dont il faut se méfier. Avant de les écarter une bonne fois pour toutes, gardez toutefois à l'esprit que **tout est question de concentration** d'une part (il existe en effet des seuils à partir desquels il faut s'inquiéter) **et de formulation** (car il peut y avoir des interactions plus ou moins « heureuses » entre différentes substances). Autrement dit, un ingrédient pris individuellement peut ne pas être nocif, mais le devenir dès lors qu'il est en contact avec un autre entraînant ce fameux effet « cocktail » dont je parlais précédemment.

La majorité des risques évoqués sont de l'ordre du soupçon, car si les liens étaient scientifiquement avérés, ces substances auraient été interdites depuis longtemps. Toutefois, dès lors qu'il y a le moindre doute, il me paraît souhaitable, par mesure de précaution, d'éviter d'avoir recours aux produits incriminés.

- Côté émollients, émulsifiants et tensio-actifs :
  - **le PEG** (polyéthylène glycol) et le PPG (polypropylène glycol),
  - **les alkylphénols et éthoxylates d'alkylphénol**,
  - **le sodium lauryl sulfate et l'ammonium lauryl sulfate**,
  - **le cyclopentasiloxane et le cyclotetrasiloxane**.

- Côté conservateurs et antibactériens :
  - le **phénoxyéthanol**,
  - les **parabènes** (butylparaben, propylparaben, sodium butylparaben, sodium propylparaben, potassium butylparaben, potassium propylparaben),
  - le **formaldéhyde**,
  - la **methylchloroisothiazolinone, methylisothiazolinone**,
  - l'**iodopropyl butylcarbamate et le methyldibromo glutaronitrile**,
  - le **triclosan**.

- Côté parfums et fixateurs :
  - Les **phtalates** : DEHP, DBP, mais aussi DEP (diethylphtalate)

- Côté antioxydants chimiques
  - **BHA** (Butylated hydroxyanisole) et **BHT**. Plus précisément, leur nom complet est hydroxytoluène butylé. Il s'agit d'antioxydants chimiques utilisés pour éviter le rancissement des huiles et corps gras. Ces substances seraient potentiellement des perturbateurs endocriniens cancérigènes, capables d'influencer la reproduction. Leur toxicité pour le système digestif est avérée s'ils sont ingérés à hautes doses. On les trouve dans les huiles et beurres de massage, mais aussi dans les mousses à raser, les gels-douches, les shampoings…

- Côté colorants et solvants :
  - les **colorants synthétiques**. Certains sont très allergènes, comme la paraphénylène-diamine que l'on trouve dans les teintures capillaires et dans certains tatouages éphémères. C'est un allergène très puissant qui peut engendrer des réactions graves… Nombreux sont les fabricants qui pour donner un aspect engageant aux produits en mettent dans leurs produits cosmétiques, même quand c'est parfaitement injustifié. La beauté du produit et donc votre propension à l'acheter vaut-elle mieux que votre santé ?
  - le **toluène** : ce solvant très polluant que l'on trouve dans les vernis à ongles est irritant pour la peau, les yeux et le système respiratoire. Entretenir la beauté de nos mains ne serait donc pas un geste si anodin. Les produits toxiques pénètrent en effet à travers l'ongle. Polir ses ongles, les limer, les hydrater et les laisser respirer semble l'option la plus souhaitable.
  - le **DEG** (diéthylène glycol).

- Côté filtres UV synthétiques et protecteurs de formules :
  - les **filtres UV synthétiques**. Ces derniers sont de type œstrogéniques et peuvent à terme s'avérer cancérigènes. Le benzophénone et l'oxybenzone figurent dans la liste des perturbateurs endocriniens et peuvent provoquer des allergies.
  - l'**ethylhexyl methoxycinnamate ou octyl methoxycinnamate.** Ce filtre anti-UV est utilisé des certaines crèmes de jour, des sticks à lèvres ou des fonds de teint. Des chercheurs ont démontré que cette substance pouvait dérégler le niveau d'oestrogènes, tout comme les fonctions thyroïdiennes.
  - l'**oxyde de zinc** ou **dioxyde de titane**.

- Autres composants :
  - l'**hydroquinone**, un composé utilisé pour blanchir la peau, a heureusement été interdite en Europe. Il agit comme agent blanchissant, éclaircissant et dépigmentant de la peau. Depuis 2001, l'hydroquinone fait l'objet d'interdictions en Europe dans les produits cosmétiques, en raison de son potentiel cancérigène. Mais reste parfaitement autorisé aux États-Unis.
  - autre nom qui doit vous alerter : **l'EDTA** (acide éthylène diamine tétraacétique). Cette substance est utilisée dans de nombreuses industries, mais aussi pour la décontamination en milieu nucléaire. Voilà qui fait rêver ! En matière cosmétique, elle sert à déstabiliser un produit vis-à-vis de la dégradation par les bactéries. Cette substance traverse certes difficilement la barrière cutanée, mais peut favoriser la pénétration d'autres substances. Elle n'est pas biodégradable et le principal risque est celui d'une irritation des yeux. On la trouve dans certains savons, gels-douche ou shampoings.
  - Enfin **l'hexachlorophène**, le **peroxyde d'hydrogène**, le **résorcinol**, le **trisphenide phosphate**, les perfluorés (**PFOA et PFOS**) sont à proscrire.

L'OBSESSION DE LA *SAFETY*

En anglais, le terme *safety* fait référence à la sécurité. On désigne donc ainsi **le fait que les consommatrices aspirent de plus en plus à des produits sains.** Comme le rappelle très justement Rita Stiens, dès le matin, « *la peau doit déjà gérer le contact avec 300 substances* ». Entre les crèmes de jour, les gels douche, le maquillage… Les produits se superposent et cohabitent plus ou moins bien, et les conséquences sont très difficiles à mesurer. De plus, se pose la question de la provenance des ingrédients, même s'il est désormais plus facile d'en identifier l'origine. Enfin, il y a parfois des substances que l'on croyait anodines et que l'on utilisait en toute bonne foi, jusqu'à ce que l'on se rende compte de leurs dangers. **La Commission européenne peut être saisie quand une substance pose question**, mais les pouvoirs publics ne peuvent prendre la décision de l'écarter sur une rumeur. Il faut fournir des études, ce qui peut prendre beaucoup de temps.

Nathalie Ternisien, DG de Brain Value (une entreprise d'études et de recherches en marketing) souligne que « *les marques sont toutes en recherche de nouveaux ingrédients. Il y a une prise de conscience généralisée d'un besoin de sécurité maximum. Une obsession bien plus palpable pour les produits de soin* (skin care) *que pour le maquillage* (make up) ». La mode est au *no-nasty*, autrement dit, le refus des agents nocifs, des perturbateurs endocriniens… « *On évolue vers des formules plus courtes. Par exemple, Chanel propose une formule très réduite avec pas plus de 10 ingrédients* », poursuit-elle. Elle estime **qu'il y a une énorme confusion de la part des femmes qui pensent que « safety » = non chimique** : « *Elles sont convaincues que les produits faits maison sont inoffensifs, alors qu'en réalité, il n'y a rien de pire car c'est une façon parfaite de produire des bactéries !* ». Nous aurons l'occasion de revenir longuement sur les produits « home made ».

BIO OU PAS BIO ?

Toutes ces révélations sur la dangerosité supposée de plusieurs substances ont fait les beaux jours de l'industrie du bio, laquelle met en avant un discours rassurant dans une logique de « retour aux sources ». Résultat ? Une croissance de +4,3 % par an. En effet, les consommatrices sont dans l'attente de valeurs refuges. Ce qu'elles veulent ? De solides preuves de naturalité, de qualité, d'efficacité et d'innocuité alliées au plaisir et à la praticité d'utilisation. Sauf que, là aussi, il y a de quoi être complètement perdu entre produits bio, produits naturels, produits d'origine naturelle, produits végétaux…

BIO, NATUREL, VÉGÉTAL : COMMENT S'Y RETROUVER ?

BIO, NATURELS OU D'ORIGINE NATURELLE : CE N'EST PAS LA MÊME CHOSE !

De prime abord, on serait tenté de tout mettre dans une même catégorie. Pourtant, il faut faire le distinguo.

- **Les produits bio** doivent respecter un cahier des charges, conforme au label auquel ils sont rattachés. Ces cahiers des charges imposent une culture sans pesticides et sans ajouts chimiques. Attention, cela ne signifie pas que les formules bio soient mieux tolérées par la peau !

- **Les produits naturels** sont conçus en grande partie à base de plantes, mais leur cahier des charges n'est pas nécessairement bio. Dans la mesure où le cahier des charges du bio est très contraignant et prive les produits d'ingrédients fortement actifs, nombreuses sont les marques qui se rapprochent des critères bio, sans pour autant les suivre à la lettre.
- **Les ingrédients naturels** n'ont subi aucune transformation en dehors du broyage, du pressage ou de la cuisson. C'est le cas par exemple pour les huiles essentielles, les huiles végétales, les hydrolats, la cire d'abeille…
- **Les ingrédients d'origine naturelle** ont quant à eux subi une transformation, même si cette dernière est respectueuse de l'environnement.

EN QUOI CONSISTE LE CAHIER DES CHARGES DU BIO ?

Précisons qu'un produit cosmétique ne peut être qualifié de « biologique » que s'il remplit au moins une des conditions suivantes :

- il contient 100 % d'ingrédients certifiés issus de l'agriculture biologique ;
- il a été certifié « biologique » par un organisme certificateur ;
- il a été élaboré selon un cahier des charges, en termes de composition et de teneur en ingrédients certifiés issus de l'agriculture biologique, conformes au niveau d'exigence requis par les organismes certificateurs.

Les fabricants de produits bio ont recours à des conservateurs correspondant à une liste restrictive d'ingrédients autorisés. Ce qui n'est pas le cas dans la cosmétique conventionnelle.

Par ailleurs, la phase huileuse est composée uniquement d'acides gras et d'huiles végétales, alors que dans les cosmétiques conventionnels, elle peut être constituée d'huiles minérales ou de silicones.

Ce qui brouille beaucoup la compréhension du bio, c'est l'existence de toute une série de labels ayant chacun leurs propres exigences. Certes, il existe certains dénominateurs communs, comme l'interdiction des huiles minérales issues de la pétrochimie, l'interdiction des colorants de synthèse, de certains conservateurs jugés dangereux et des silicones... Il n'en demeure pas moins que pour la consommatrice, il est extrêmement complexe de s'y retrouver. Je vous propose donc une présentation de ces différents labels et de leurs spécificités.

INDUSTRIE DU BIO : TROP DE LABELS ?

Imaginons même que l'on prenne l'initiative de se convertir au bio, on n'est pas sorti de l'auberge pour autant. Car le terme « bio » veut à la fois tout dire et ne rien dire. Pour être bio, il faut remplir des conditions, qui répondent à certaines normes. Les consommatrices ne comprennent pas pourquoi il y a tant de certifications et de labels, et encore moins leur raison d'être et leurs spécificités. On pourrait certes lire leurs chartes respectives, mais elles sont plus qu'arides.

Nom du label	Spécificités, origine et date de création
Écolabel	Ce label officiel européen ne concerne pas que les cosmétiques, mais de nombreux produits et services respectueux de l'environnement. Institué par les instances européennes en mars 1992, ce label peut être décliné dans tous les pays de l'Union. En France, c'est l'Association française de Normalisation (AFNOR) qui est chargée par l'État de superviser le processus de certification et d'attribuer cet écolabel.
Ecocert	Cet organisme de contrôle et de certification né au début des années 2000, est issu de l'association des conseillers en agriculture biologique. Il s'appuie sur un référentiel technique qui favorise l'origine naturelle des matières premières ainsi que l'utilisation des **ingrédients issus de l'agriculture biologique.** Autre spécificité : **l'absence de colorants ou de parfums de synthèse**. Les produits Ecocert doivent aussi être **sans parabène, sans phénoxéthanol, sans silicone, sans paraffine et sans OGM**.
Cosmebio	Cosmebio n'est pas un organisme de certification mais un label qui désigne un cosmétique écologique et biologique. Ce dernier, fondé en 2002, est le fruit d'une initiative privée. Il est contrôlé par une association de fabricants de produits cosmétiques. En plus des exigences du référentiel Ecocert, la charte Cosmebio impose que le produit cosmétique fini soit composé de **95 % d'ingrédients naturels ou d'origine naturelle, dont 10 % minimum issus de l'agriculture biologique**. **5 % d'ingrédients issus de la synthèse sont autorisés**. Enfin, **95 % minimum des ingrédients végétaux doivent être certifiés bio**. Un label Cosmebio Eco permet de référencer des produits moins exigeants, puisque 95 % des ingrédients doivent toujours être issus de produits naturels ou d'origine naturelle, en revanche **seulement 50 % des végétaux de la composition doivent être issus de l'agriculture biologique**. Ce label est octroyé après une certification par un organisme certificateur habilité comme Ecocert ou Qualité France.

Nom du label	Spécificités, origine et date de création
Nature et Progrès	Nature et Progrès présente une particularité : c'est une fédération d'associations, composée d'une trentaine de groupes régionaux. Elle associe à la fois des professionnels et des consommateurs. La charte de la Mention « Nature et Progrès » est **l'une des plus exigeantes**. Elle garantit que **100 % des ingrédients doivent être issus de l'agriculture biologique. Aucun composé issu de la pétrochimie n'est autorisé**.
BDIH	Ce label allemand va bien au-delà des seuls cosmétiques. En bénéficient des entreprises commerciales et industrielles pour les médicaments, les produits diététiques, les compléments alimentaires et les soins corporels. Plus de 2000 produits ont été contrôlés par BDIH. À noter, dans le domaine des cosmétiques, peu de fabricants (et donc peu de produits) ont été sélectionnés. Dans une certaine mesure, cela facilite le choix. Ce sont des instituts de contrôle indépendants qui procèdent à l'évaluation des produits et vérifient qu'elles méritent bien le label. La charte BDIH garantit que les produits ne sont **pas issus de la pétrochimie**. Qu'ils sont **sans colorants ou parfums de synthèse**, mais aussi **sans bases lavantes ou émulsifiants éthoxiliés**. Ils sont aussi **sans OGM**.
Soil Association	Ce label britannique, fondé en 2002, puise ses racines dans l'agriculture biologique. Il indique que la production se fait d'une manière respectueuse de l'environnement. L'étiquette peut être trouvée sur les produits alimentaires, les textiles et les cosmétiques. Soil Association est une organisation qui s'investit pour une alimentation et une agriculture durables. Le contrôle est, là aussi, effectué par un organisme de contrôle indépendant.

En plus de ces six labels, on compte l'italien ICEA (Instituto per la certificazione etica e ambiantale) ou encore l'américain USDA Organic…

Pour tenter d'harmoniser la donne, 5 de ces labels ont choisi en 2011 de se regrouper sous l'étiquette « COSMOS ». Rien à voir avec un projet spatial, il s'agit des initiales de Cosmetics Organic and Natural Standard. Sauf qu'en réalité, on n'y voit pas plus clair, car… chacune des cinq structures qui l'ont appelé de leurs vœux ont souhaité garder leur nom et ne sont pas finalement parvenues à s'entendre. De ce fait, au lieu de simplifier, cela complique davantage encore, puisqu'il y a deux noms au lieu d'un !

Autre regroupement de labels : Natrue. Comme l'explique Rita Stiens dans son livre *La vérité sur les cosmétiques*, ce rassemblement a été fondé par des marques un peu dissidentes, qui n'arrivaient pas à se mettre d'accord dans le projet COSMOS. Parmi elles : Dr Haushka, Logona, Weleda, Lavera… « *Au lieu d'accepter les multiples compromis insatisfaisants qui se dessinaient lors des négociations au niveau européen, un nouveau grand départ fut élaboré : le label Natrue* », explique-t-elle.

Autre détail important, pour être rattaché à un label, il faut en faire la demande. Si le label est accordé, l'entreprise doit alors s'acquitter d'une cotisation. *Business is business* ! Elles auront ainsi le droit d'utiliser le logo pour les produits concernés par la charte du label.

Les enjeux financiers autour de ces labels sont donc extrêmement importants. Sont-ils infaillibles ? Difficile de faire un classement, et ce n'est pas l'objet. Ce qui est sûr, c'est que tous ont des limites, à commencer par le fait que l'eau, ingrédient principal des cosmétiques (puisqu'elle représente entre 50 à 80 %) n'est pas certifiable. Par ailleurs, à entendre certaines anecdotes, on peut s'interroger sur le sérieux de ces labels. Christine Cuisiniez, pharmacienne experte en dermo-cosmétique et fondatrice de la marque Oléassence raconte sur son site Internet son expérience pour le moins surprenante : « *En commençant ma nouvelle activité, je suis allée voir plusieurs fournisseurs auxquels j'ai posé la question du label et de la certification, pour l'élaboration de ma gamme. L'un d'entre eux m'a expliqué que cela ne poserait aucun problème pour l'obtention du label et m'a raconté un événement qui lui était arrivé récemment. Il venait d'avoir un contrôle sur l'un des produits de sa gamme et malheureusement, l'un des ingrédients venait d'être délisté, ce qui fait qu'il n'atteignait plus les pourcentages nécessaires pour bénéficier du label. Comme cela lui posait un problème, il a demandé à l'organisme de certification, comment ce dernier pouvait l'aider à le résoudre. Celui-ci lui a déclaré que ce n'était pas très grave du moment qu'il payait ses contrôles* ».

QUE DISENT LES DÉFENSEURS DU BIO ?

Si certains portent au firmament les produits bio, d'autres les dévisagent de façon extrêmement critique. Pour y voir plus clair, il m'a paru pertinent de dissocier les propos des partisans de chacun de ces deux camps. Commençons par l'approche des adeptes du bio. Quels sont leurs arguments ?

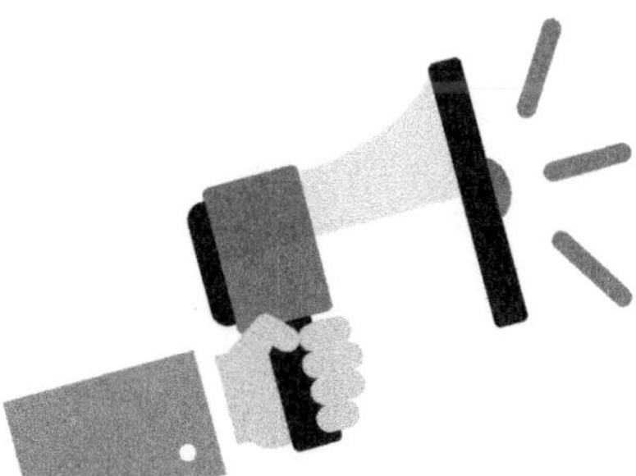

Les produits bio sont meilleurs pour la santé !

C'est d'ailleurs la première motivation d'achat. Dans le cadre d'une vaste enquête sur les produits bio, le site *Bio à la Une* a posé notamment la question suivante à des consommatrices convaincues par le bio : « *À titre personnel, pour quelle raison utilisez-vous des produits bio ?* » Résultat : 86 % des femmes le font car elles estiment que c'est meilleur pour la santé. 64 % estiment par ailleurs qu'ils sont plus écologiques. 43 % pensent qu'ils sont de meilleure qualité. Et elles sont 42 % à être persuadées que ces produits génèrent moins d'allergies.

Les adeptes du bio sont aussi persuadés que ces produits non seulement mettent à l'abri d'un certain nombre de substances toxiques, mais aussi qu'ils ne génèrent pas d'allergies (contrairement à ce que leur reprochent leurs détracteurs). Ils mettent en avant le fait que les produits bio, dans la mesure où ils contiennent moins de produits de synthèse, sont justement moins allergisants. Et que les conservateurs utilisés font l'objet d'un contrôle particulier. Selon eux, les rapports de cosméto-vigilance ne mentionnent pas ni plus ni moins de cas d'allergies selon que l'on utilise du bio ou du conventionnel.

Des progrès gigantesques ont été réalisés

Aux débuts de l'aventure bio, il n'était pas rare de trouver des produits dont l'odeur laissait à désirer et qui pouvaient irriter la peau. Depuis, ils se sont beaucoup perfectionnés, tant sur le plan des fragrances que des textures. De plus, les packagings sont devenus beaucoup plus attractifs. Les partisans de ces produits soulignent que de nos jours, la cosmétique bio n'est pas moins agréable que la cosmétique conventionnelle !

La consommation des produits bio s'est généralisée

Force est de constater que la cosmétique bio n'est plus l'apanage de la consommatrice bobo ou baba cool. Elle séduit de plus en plus. Angoissées par tout ce qui se raconte au sujet des cosmétiques dits conventionnels, beaucoup de consommatrices sont tentées de se tourner vers le bio. Grâce aux sites Internet et à la multiplication de boutiques bio, il devient plus facile de s'achalander.

QUELQUES CHIFFRES DU BIO

+ de 9 000 produits bio référencés
Une progression de 7 % en 2014 en France
Même si nos voisins allemands sont encore beaucoup plus attirés que les Français par la cosmétique bio, chez nous, c'est tout de même un marché florissant.

Ils ne sont pas moins efficaces !

Certains détracteurs du bio mettent en question l'efficacité de ces produits, qui seraient moins performants que les produits conventionnels. Une accusation que réfute Françoise Kessler, directrice commerciale et marketing de la marque Weleda. « *Tout d'abord, tous nos produits font l'objet de tests d'efficacité, c'est obligatoire pour exprimer les actions des produits ; nous évaluons entre autres l'hydratation, l'effet raffermissant, le renouvellement cellulaire… Un organisme indépendant mesure sur une trentaine de patients les effets bénéfiques des produits, généralement en appliquant un produit Weleda d'un côté, et un produit placebo de l'autre. Ces tests sont conformes à ce qui se pratique dans la cosmétique conventionnelle »*. Elle précise que de nombreux professionnels de santé (sages-femmes, masseurs kinésithérapeutes…) recommandent les produits de la marque. La preuve qu'ils ont des effets bénéfiques ! Par ailleurs, le bio contient 30 à 40 % d'actifs, là où la cosmétique traditionnelle n'en contient souvent que 1 ou 2 %. « *Les huiles végétales : ce n'est pas du rien qui ne sent rien, à l'inverse de produits tellement raffinés qu'il ne reste plus rien à l'intérieur* », ajoute Romain Ruth, porte-parole du label Cosmebio.

Les cosmétiques bio innovent beaucoup !

L'industrie du bio ne cesse de se réinventer. « *Nous continuons de chercher dans la nature des produits efficaces. Ce qui est compliqué, c'est de fabriquer des matériaux vivants. Les produits neutres, comme le silicone, c'est de la matière inerte, beaucoup plus aisément duplicable. Il est clairement beaucoup plus rentable d'avoir recours à des ingrédients de synthèse. Au final, l'innovation est surtout dans la cosmétique biologique* », déclare Romain Ruth, à la tête du label Cosmebio.

Régulièrement, des recherches sont menées sur l'usage de plantes pas encore exploitées (comme la chlorophylle ou l'usage de l'eau de mer isotonique par exemple). La recherche-développement dans cette industrie investit régulièrement de nouvelles pistes. « *L'innovation se fait d'abord dans le choix d'actifs et de synergies 100 % pures et naturelles. D'un point de vue plus technique, nous innovons par exemple, avec des technologies de pompes exclusives et brevetées* », note Isabelle Pacchioni, fondatrice de la marque Puressentiel.

QU'EST-CE QU'UNE EAU FLORALE ?

Parmi les innovations que l'on doit aux marques bio, il y a les eaux florales. Florame, Melvita, Weleda... nombreuses sont les marques qui se sont positionnées sur ces produits. Est-ce juste de la poudre aux yeux ? Ou bien y a-t-il vraiment des principes actifs dans les eaux florales ? Également baptisées **hydrolats bio**, ces eaux sont issues de la distillation d'une plante. Dans l'alambic, on sépare d'un côté l'huile essentielle, et de l'autre, l'eau de distillation.
Autrement dit, c'est une eau naturelle de fleurs ou de feuilles. Elle s'utilise après le démaquillage pour traiter la peau tout en douceur et la tonifier. Des vertus spécifiques sont attribuées à certaines eaux, comme l'eau florale de bleuet, parfaite pour les peaux sensibles et les yeux gonflés. L'eau florale de rose est quant à elle indiquée pour hydrater les peaux sèches et atténuer les rougeurs et les rides. Enfin, l'eau florale de lavande est recommandée pour les peaux grasses. Au total, il existe une cinquantaine d'hydrolats différents. Ces hydrolats sont censés respecter le pH de la peau et ne pas l'agresser.
Inconvénient toutefois, étant donné qu'ils sont en grande partie composés d'eau, ils se conservent très peu de temps après ouverture.

ET LES DÉTRACTEURS DU BIO EN PENSENT QUOI ?

Après avoir analysé les arguments des « pros », attardons-nous sur ceux des « anti », qui, sans surprises, démontent tous ces arguments.

Les classements qui valorisent le bio sont biaisés

De même que les hôpitaux et les universités ont régulièrement leurs classements, les cosmétiques font aussi l'objet de *rankings*.

Or les cosmétiques bio ressortent souvent en bonne position. Les détracteurs du bio estiment que cela est lié au fait que les critères pris en considération sont en partie des critères environnementaux. Or à leurs yeux, beaucoup de consommatrices souhaitent avant tout un produit efficace et non toxique pour leur peau. Tant mieux s'il respecte l'environnement au passage, mais selon eux c'est presque secondaire.

Les produits bio sont trop chers

Il est vrai que de manière générale, ces produits sont légèrement plus onéreux que les produits d'entrée de gamme dans la cosmétique conventionnelle. Ils estiment que ce prix n'est pas justifié.

Ils ne sont pas assez sensoriels

Nathalie Ternisien, DG de l'institut BrainValue, citée à différents endroits de ce livre, se dit convaincue qu'on arrive à la fin de l'ère du bio-militantisme : « *Certaines marques comme Sanoflore ont essayé de produire un bio plus désirable, mais si le bio est parvenu à résoudre la question des fragrances, il ne parvient pas toujours à régler la question des textures. La limite du bio, c'est la sensorialité. Or une grande majorité de femmes ne sont pas prêtes à laisser cela de côté* ». Toutes les matières ne sont pas acceptées par les labels bio car leur fabrication consomme trop d'énergie. C'est le cas par exemple des PEG, certes nocifs pour l'environnement, mais qui contribuent à la qualité de l'émulsion.

Les cosmétiques bio ne sont pas si respectueux de l'environnement qu'ils le prétendent

À défaut de pouvoir utiliser des pesticides interdits dans les chartes, l'industrie du bio a parfois recours à du sel de cuivre, du soufre, de la roténone…, lesquels polluent ensuite les nappes phréatiques. D'où l'intérêt de ne pas amalgamer bio et écolo !

Rien ne dit que les cosmétiques bio ne sont pas dangereux

Si les labels garantissent l'origine des ingrédients, ils n'en garantissent pas en revanche l'innocuité. Or certaines plantes ou huiles essentielles peuvent être allergisantes. Menthe, lavande et néroli seraient les plus sensibilisantes selon les auteurs du *Livre noir des allergies.* Ils mettent en avant une étude menée en Italie. Sur l'ensemble des participants, 11 % ont manifesté des réactions d'intolérance à l'utilisation de produits à base de plantes. De manière générale, les opposants du bio soulignent que ces cosmétiques ne sont pas sans risques.

Laurence Coiffard, cosmétologue, ne mâche pas ses mots : « *Ce sont les pires produits du marché. Ils sont particulièrement toxiques pour les personnes qui présentent un terrain atopique. Ils se présentent comme étant sécurisants, ce qui est faux* », note-t-elle. Elle fustige l'alcool, utilisé massivement dans la composition, en guise de conservateur (à défaut de pouvoir en utiliser d'autres). « *Non seulement cette substance assèche, mais c'est un exhausteur de pénétration* », ajoute-t-elle. Autrement dit, l'alcool favorise la pénétration des autres actifs, lesquels peuvent être fortement allergènes. **Autre méfait de l'alcool : il fait vieillir la peau en accentuant les ridules.**

Dermatologue, le Dr Ezra, comme beaucoup de ses confrères et consœurs, est elle aussi très réservée concernant le bio. Pour elle, rien ne dit qu'ils sont exempts de dangers pour la peau.

Si ces produits étaient la panacée, ils auraient une réputation bien plus conséquente. Françoise Kessler, responsable du marketing chez Weleda, reconnaît que les dermatologues sont hostiles aux produits bio. Et elle le déplore bien sûr. À ses yeux, « *C'est sans doute parce que personne n'a pris la peine de les leur expliquer. À l'inverse de marques pharmaceutiques qui ont une démarche très active envers ces professionnels* ».

Pourquoi les produits bio sont-ils soupçonnés d'être allergènes ? Pour une raison simple : les substances susceptibles d'empêcher les réactions allergiques sont interdites ou limitées par les chartes bio. Du coup, certains ingrédients peuvent entraîner des allergies, c'est le cas par exemple de la lanoline. Utilisée en pharmacie et dans la fabrication des produits de beauté, c'est l'un des rares produits d'origine animale qui soit autorisé par certains labels de cosmétiques biologiques. Cette « graisse de laine » récupérée sur le mouton, est réputée pour sa capacité sans égale à hydrater la peau.

La cosmétique bio est donc dans le viseur de la Commission européenne car **soupçonnée d'être à l'origine de nombreuses allergies de peau**. Précisions que 15 millions d'Européens en souffrent. La Commission de Bruxelles est donc très vigilante sur les composants allergènes des parfums, y compris ceux fabriqués par des marques n'ayant rien à voir avec le bio, même si, bien sûr, la cosmétique bio pourrait être la plus touchée. Dans le viseur, trois ingrédients jugés hautement allergènes et à l'origine d'eczéma qui disparaissent progressivement : **le synthétique HICC et deux essences naturelles extraites de mousses**. On le trouvait notamment dans la fameuse note boisée du parfum Chanel n° 5, lequel a depuis peu changé sa formulation en même temps qu'il changeait d'égérie.

LES PARFUMS BIO, MIEUX OU PAS ?

Et les parfums bio dans tout ça ? Ils ne tirent pas vraiment leur épingle du jeu, à en croire Olivier Aron, à la tête de l'institut Rosae, un bureau d'étude spécialisé dans le parfum. Il insiste tout d'abord sur le fait que la qualité d'un parfum n'est pas liée à la quantité de « naturalité ». Selon lui, « *ça ne prend pas car le bénéfice consommateur n'est pas assez évident. Des tests à l'aveugle révèlent que les consommateurs leur attribuent de moindres performances* ».

Peut-être, mais la parfumerie n'échappe pas à l'engouement pour les produits naturels bio. Les points de vente « chics et green » se développent (citons les « corners » dans les grands magasins ou les boutiques spécialisées dans la cosmétique bio...), avec la promesse de substances parfumantes 100 % naturelles. **Pas de conservateurs, ni d'huiles minérales, ni de phtalates, ni d'agents fixateurs, mais une base d'alcool bio obtenue par fermentation du blé**. Les essences et huiles essentielles qu'ils renferment sont issues des plantes par des procédés d'extraction les moins dénaturants possible (pression à froid pour les agrumes, vapeur d'eau pour la lavande...) **Inconvénient : ils sont moins stables, moins sophistiqués et tiennent moins longtemps.** Les matières premières naturelles utilisées sont parfois dix fois plus chères que celles de synthèse. Plusieurs marques se sont positionnées sur ce marché : Florame, Honoré des Prés, Fleurs de Bach ou encore Weleda. Les parfums bio sont-ils la panacée ? À chacun sa réponse mais sachez que **les fragrances bio n'excluent pas des risques d'allergie**. La bergamote, par exemple, est très photo-sensibilisante. Pas de parfum au soleil donc, sous peine de se retrouver avec une tache sur la peau. Enfin, **les parfums conventionnels contiennent des phtalates**, soupçonnés, comme évoqué plus haut, d'affecter le développement et la fertilité.

BIENVENUE DANS L'ÈRE DU *GREENWASHING*

LE BIO INSPIRE LA COSMÉTIQUE CONVENTIONNELLE

Les géants de la cosmétique (Beiersdorf, L'Oréal…) ont racheté des enseignes bio pour répondre aux attentes de leurs clientes. L'occasion de verdir leur portefeuille de marques, mais tous les groupes n'y parviennent pas. En témoigne le cas de Clarins qui avait racheté la marque Kibio, et qui a dû finalement jeter l'éponge car cette marque n'était pas parvenue à pénétrer dans les circuits bio.

Par ailleurs, parce que le marché du bio est performant, il inspire l'industrie conventionnelle. « *Cette dernière nous dénigre souvent mais néanmoins nous plagie abondamment* », s'amuse Romain Ruth, à la tête de Cosmebio. L'ensemble du marché cherche en effet à reprendre les codes si séduisants du bio. Les uns agrémentent leurs packagings de plantes en tout genre, les autres nous promettent des résultats spectaculaires grâce à l'usage de la rose musquée, de la figue de barbarie ou de la fleur de camélia.

À coups d'images qui fleurent bon la nature, ils espèrent appâter le chaland. Ou plutôt la chalande ! Et ça marche, car la confusion avec des produits bio est parfois troublante. Pourtant, les produits en question ne contiennent généralement qu'un pourcentage infime de plantes représentées sur le flacon, lesquelles sont en réalité noyées dans quantité de produits chimiques (plus ou moins douteux selon les cas). Le pourcentage des soi-disant produits naturels est donc généralement inversement proportionnel à la photo soigneusement choisie par les équipes marketing. La nature fait vendre. C'est ce qu'on appelle le *greenwashing*.

Mais ne soyons pas naïfs, l'industrie alimentaire procède de la même manière en survalorisant sur les packagings des produits qui ne sont représentés qu'en infimes quantités. Ou même en faisant croire qu'il s'agit d'ingrédients issus directement de la nature alors qu'ils ne sont en réalité que chimiquement reconstitués. Des marques cosmétiques utilisent, de la même manière, sur leurs packagings des visuels de mangue ou de kiwi, même quand ces ingrédients n'arrivent qu'à la toute fin dans la liste INCI.

Et même en arrivant à la fin, ces ingrédients sont rarement authentiquement naturels, mais eux aussi conçus chimiquement. Comme le précise Romain Ruth, la cosmétique conventionnelle excelle pour inventer des molécules qui produisent du « nature identique ». C'est bien moins cher et bien plus rentable de fabriquer des « simili » substances, plutôt que de les extraire à partir des plantes. « *C'est le cas par exemple pour l'acide ascorbique (*ayant des propriétés antioxydantes). *On l'industrialise même s'il est présent dans la nature. La chimie permet de rendre rentable un processus naturel* », note-t-il.

Romain Ruth se dit sidéré de voir à quel point les codes de la cosmétique naturelle et biologique ont été copiés par la cosmétique conventionnelle. « *À part le label, on ne voit pas la différence. (...) On a presque l'impression que c'est du bio. Mais ce n'est que de l'estampillage : la cosmétique traditionnelle se contente de surfer sur un désir, sans aller jusqu'au bout de la promesse. On observe une même convergence graphique, mais une vraie divergence au niveau des formules* », observe-t-il. Il reconnaît toutefois que le fait d'être autant plagié est, dans une certaine mesure, la rançon du succès.

MÉFIEZ-VOUS DES BEAUX EMBALLAGES !

Matières recyclables, bambou et bien sûr du vert partout... l'emballage *green friendly* (littéralement « ami du vert ») ne signifie aucunement que le produit est naturel ou respectueux de l'environnement. Vérifiez bien le pourcentage d'ingrédients naturels qui se trouvent dans le produit et pas « sur » le produit !

Un vrai désir de retour aux sources

Le marketing vante les mérites de produits cultivés dans des endroits plus ou moins lointains, et parfois surprenants. J'ai ainsi récemment découvert dans un catalogue d'une grande marque de cosmétiques des produits à base de « boue de tourbière irlandaise ». De manière générale, les marques « surfent » sur un désir de retour aux sources ou sur des matières premières ancestrales, qui nous rassurent car elles tranchent avec des conservateurs chimiques au nom imprononçable. Le miel, le thé, l'argile ou encore le sel sont remis au goût du jour. Une grande marque de cosmétiques a bâti par exemple sa notoriété sur des produits anti-âge à base d'extrait végétal de chêne. Sur le site de la marque, nous voilà plongés en pleine forêt : « *Célébré pour sa force et son incroyable longévité, cet arbre millénaire livre aujourd'hui son plus grand secret. À partir de feuilles, d'écorces, et de bois tendre, les scientifiques du groupe ont mis au point pour la première fois un extrait de chêne breveté aux surpuissantes propriétés anti-âge (...) un prodige de vie pour la peau. Le chêne, nouvelle force de jeunesse* ».

Zoom sur le resvératrol

Une autre célèbre marque de cosmétiques a également bâti sa réputation sur les mystères enchanteurs de la nature. Leur service de presse n'a malheureusement pas donné suite à ma demande d'interview. Il n'en demeure pas moins que je me suis beaucoup intéressée à cette marque. Là aussi, les publicités représentent systématiquement la nature, la vigne, des grains de raisin, des fleurs… Or, le principe actif naturel mis en avant est le resvératrol.

Les vertus de ce polyphénol ont été mises en avant par un chercheur américain, ancien directeur du Centre de recherche cardiovasculaire de l'université du Connecticut. Ce dernier a publié de nombreuses études sur les bienfaits de ce polyphénol présent dans le vin. Il a notamment vanté les mérites de cette substance contre le vieillissement, ainsi que son action bénéfique pour le cœur. Des études sur lesquelles beaucoup de marques se sont appuyées.

Finalement, ce chercheur a été condamné en 2012 pour fraude. En effet, on a découvert qu'il avait falsifié plus de 150 données publiées dans onze journaux scientifiques. Une enquête de *Que Choisir* révélait quant à elle que le resvératrol non seulement n'aurait pas d'effet miraculeux, mais pourrait même s'avérer toxique sous certaines formes.

Autre information pertinente à connaître sur le resvératrol, **il est œstrogénique**. Certes, l'œstrogène est une hormone naturelle connue pour son rôle majeur dans la fertilité des femmes. Toutefois, si elle se retrouve en excès dans le corps, cela peut mener à un gain de poids et augmenter les risques de cancer, d'ostéoporose, de problèmes thyroïdiens… Bien évidemment, ce n'est pas une simple crème qui fait grimper en flèche le taux d'œstrogène, mais une fois de plus, tout est question d'équilibre. Et si un organisme est déjà copieusement chargé en œstrogène, mieux vaut peut-être ne pas accroître davantage encore les doses.

FINALEMENT QUE FAUT-IL PENSER DU BIO ?

Là aussi, rien n'est ni tout blanc, ni tout noir. Et il ne faut pas succomber à la tentation de procéder à l'équation bio = meilleur que tout le reste. Si certains produits bio sont excellents, d'autres le sont beaucoup moins. En effet, l'appellation « bio » n'est en rien une garantie de sérieux et rassemble des produits de qualité extrêmement variable. Aujourd'hui, 450 marques et 9 000 produits estampillés « bio » occupent le marché. Vraiment pas simple d'y voir clair ! Il n'existe d'ailleurs pas un bio, mais des « bio ». Entre Dr Haushka (plutôt traditionnel) Melvita (un peu plus sophistiqué), Novexpert (orienté high-tech), les femmes ne savent pas bien comment s'orienter.

Pour ma part, plutôt que d'avoir à lire la liste des composants, dont je suis la première à dire qu'elle est aride et indéchiffrable, j'aime l'idée de pouvoir me reporter sur des produits dont j'ai le sentiment qu'ils me garantissent des substances saines. En ce qui concerne l'argument des allergènes, sans le balayer d'un revers de main, n'est-il pas **préférable d'avoir recours à des produits bio et/ou naturels, plutôt qu'à des substances synthétiques**, dont les conséquences sont très débattues ? Sur le sujet du coût, j'estime pour ma part que **la qualité a un prix** ! Il est normal que l'huile d'amande douce biologique, coûte plus cher qu'une huile de paraffine. En effet, la première est laborieuse à extraire, alors que la seconde ne coûte rien. Précisons tout de même qu'une crème bio est souvent moins chère qu'une crème de grande marque de cosmétique traditionnelle.

Le reproche que l'on peut formuler au bio, c'est de ne pas savoir tout faire. Ainsi, il n'existe pas aujourd'hui de crèmes solaires vraiment bio. Ou en tout cas, elles ne protègent pas. De même, les capillaires sans silicones, ni polymères synthétiques, ni huiles minérales ne sont pas toujours agréables d'usage, même si la gomme de guar quaternisée représente une réelle alternative.

Néanmoins, je ne peux être qu'interpellée par la réticence des dermatologues et allergologues face aux produits bio. Ils sont tout de même censés mieux connaître la peau et ses besoins que personne ! De plus, le bio, aussi qualitatif soit-il, peut-il offrir les mêmes promesses que la chimie en termes d'efficacité ?

Et si finalement, il était pertinent de faire un mix intelligent en choisissant le meilleur des deux mondes ? En effet, il n'est sans doute pas pertinent de s'en tenir à des antagonismes primaires car le naturel a beaucoup progressé en termes d'efficacité au fur et à mesure que les produits conventionnels gagnaient en naturalité.

RÉGLEMENTATION : IL RESTE ENCORE BEAUCOUP À FAIRE !

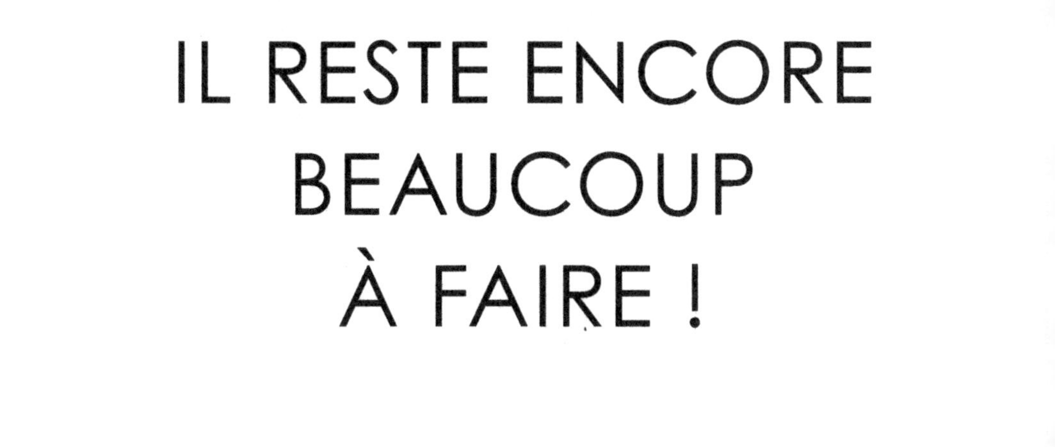

UNE RÉGLEMENTATION ASSEZ STRICTE...

LES 6 OBLIGATIONS IMPOSÉES PAR LA COMMISSION EUROPÉENNE AUX MARQUES COSMÉTIQUES

En matière de cosmétiques, la réglementation européenne est l'une des plus sévères au monde. Elle comprend 6 aspects :

1. Une évaluation de la sécurité des produits est obligatoire, et doit pouvoir être mise à disposition, à tout moment, des autorités de contrôle ;

2. Les cosmétiques doivent bien se dissocier des médicaments. Ils doivent en effet respecter la définition des produits cosmétiques, autrement dit ne concerner que les couches supérieures de l'épiderme et pas les couches internes ;

3. Toutes les allégations doivent être prouvées, et il doit être dit que c'est l'actif qui peut s'avérer performant, non pas le produit fini. C'est d'autant plus important qu'un actif peut n'être représenté qu'à hauteur de 0,001 % ;

4. Les messages publicitaires ne doivent pas être construits sur des arguments dénigrants, visant un ou des produit(s) concurrent(s) ;

5. Les tests sur les animaux sont interdits. Les marques ont désormais recours à des tests in vitro, autrement dit, les produits sont testés sur des cellules reconstituées ;

6. Obligation de traduire les notices des produits dans toutes les langues des pays où ils sont distribués. À ce sujet, la FEBEA (Syndicat des professionnels de la cosmétique) appelle de ses vœux un système de « flash code » qui faciliterait la vie des industriels.

En dépit des obligations très claires que la Commission européenne exige des marques cosmétiques (voir encadré ci-contre), quelques « entorses » sont parfois réalisées. Pour éviter qu'elles n'aient lieu, deux instances, l'ANSM et l'ARPP veillent en théorie au grain. J'expliquerai dans le chapitre suivant ce que sont ces structures et quel est leur rôle.

Bon nombre de personnes interviewées dans le cadre de ce livre ont reconnu que la réglementation, si elle est indispensable, est immensément contraignante. « *Nous sommes très attachés au respect de la réglementation car elle est garante de la sécurité des consommateurs. Mais comme toute chose, elle a un côté moins plaisant !*, observe Isabelle Pacchioni, de la marque Puressentiel. *Nous avons parfois bien des difficultés à la comprendre, surtout quand on constate de grandes disparités de mesures selon les différents pays. Il ne faut pas que cela soit un frein à l'innovation et à la croissance. On se rend compte aussi que même les personnes chargées de la faire respecter ne savent pas répondre à nos questions ! À trop vouloir légiférer, on en perd son latin et le bon sens le plus élémentaire. Il faudrait que les législateurs soient un peu plus proches des contraintes du terrain, c'est-à-dire de nous, les entrepreneurs* », ajoute-t-elle. Un constat partagé par un grand nombre d'acteurs du secteur, parfois un peu braqués par ce qui peut être perçu comme des excès de bureaucratie intempestive !

… ET QUI ÉVOLUE SANS CESSE !

En 2009, on est passé d'une directive européenne à un règlement européen. « *Alors qu'auparavant, les règles étaient applicables par les pays en fonction de la façon dont ils les entendaient, leur mise en vigueur est désormais beaucoup plus homogène* », explique Yasmine Terki, responsable des affaires réglementaires chez

Weleda. Pour certains labos, ces nouvelles dispositions ont été très lourdes car ils ont dû revoir beaucoup de choses, et mettre en place notamment une expertise toxicologique. « *Chez Weleda, dans la mesure où nous avions déjà des contraintes importantes en matière de sécurité, nous n'avons pas fait de reformulations* », ajoute Yasmine Terki.

Les réglementations qui régissent les cosmétiques évoluent sans cesse et sont révisées régulièrement par les instances européennes. Régulièrement, en effet, de nouvelles substances sont remises en question (les parabènes, le triclosan, la MIT…) dans l'objectif de protéger la santé des consommateurs. Et les fabricants doivent évidemment tenir compte des nouvelles dispositions et s'y conformer.

EXISTE-T-IL UNE RÉGLEMENTATION SPÉCIFIQUE AU BIO ?

Pas à l'heure actuelle. En revanche, les marques bio s'élèvent contre une norme, baptisée ISO 22716, décidée par l'ICH (l'équivalent de l'AFNOR au niveau international), et qui prévoit de réduire les contraintes pour être labellisé « bio ». « *Dorénavant, 50 % des ingrédients pourront venir d'une source synthétique* », déplore Yasmine Terki, tout en expliquant que cela faisait un moment que les États-Unis et le Japon poussaient pour que le bio devienne plus accessible à des fabricants.

LES PRINCIPALES AVANCÉES RÉGLEMENTAIRES

1993 : obligation de faire figurer sur l'emballage des produits cosmétiques la liste complète des ingrédients entrant dans leur composition (prémices à la liste INCI…). Le fait que la Directive de 1976 (76/768/CEE) ait été modifiée pour la sixième fois révèle à quel point le sujet fait l'objet de pressions et de discussions.

2003 : pour aller plus loin encore en matière de transparence sur la composition, obligation d'étiqueter 26 allergènes.

2004 : la loi relative à la politique de santé publique instaure le principe de « cosmétovigilance », en vertu duquel les professionnels de santé, les industriels ou les utilisateurs peuvent déclarer des effets indésirables liés à l'utilisation d'un produit cosmétique. L'ANSM est ainsi amenée à élaborer des recommandations et peut prendre des mesures de police sanitaire en cas de danger pour la santé humaine. Elle porte ses travaux d'évaluation devant les instances européennes afin de faire évoluer la réglementation européenne.
2004 : interdiction des tests sur les animaux pour les produits finis.

2007 : Le règlement baptisé REACH, de l'anglais *Registration, Evaluation and Authorization of CHemicals* entre en vigueur, après avoir été édicté par le Parlement européen et le Conseil de l'Union européenne. Il vise à renforcer les connaissances sur les substances chimiques et à assurer une meilleure information ainsi qu'une meilleure gestion des risques. Désormais, et c'est un progrès considérable, toutes les substances chimiques commercialisées, qu'elles soient importées ou fabriquées en Europe, doivent être notifiées. Dans le cadre de cette réglementation, une Agence européenne des produits chimiques (AEPC) est mise en place.

2009 : interdiction des tests sur les animaux pour les ingrédients.

2010 : entrée en vigueur de nouvelles règles relatives aux substances classées cancérigènes, mutagènes ou toxiques pour la reproduction.

2013 : les produits mis sur le marché sont désormais sous la responsabilité du fabricant, ou de son représentant. Il n'y a certes pas d'autorisation préalable contrairement aux règles en vigueur dans l'industrie du médicament, mais ils doivent remplir certaines conditions. Les fabricants doivent faire mention de la composition de leurs produits afin d'informer les consommateurs. C'est la fameuse liste INCI évoquée plus haut. Par ailleurs, ils doivent constituer un dossier pour prouver que leurs produits ne nuisent pas à la santé dans les conditions raisonnablement prévisibles d'emploi, et tenir en permanence ce dossier à la disposition des autorités de contrôle.

QUI SURVEILLE LES PRODUITS COSMÉTIQUES ?

Alors même que la production des cosmétiques est, en théorie, très encadrée, comment se fait-il que l'on entende autant de rumeurs sur leur supposée dangerosité ? C'est la question que j'ai posée aux responsables de l'ANSM.

QU'EST-CE QUE L'ANSM ?

L'Agence nationale de sécurité des médicaments et des produits de santé. Cette instance est **chargée de veiller à ce qu'il n'y ait pas de problèmes sur le plan sanitaire.** Cette instance contrôle tous les opérateurs de la filière. Aussi bien ceux qui exercent des activités de fabrication, que ceux qui sont en charge du conditionnement des produits cosmétiques. L'ANSM réalise ainsi de nombreuses enquêtes pour vérifier que la réglementation est bien appliquée, mais aussi pour contrôler la conformité de la composition. Pour cela, des analyses sont effectuées en laboratoire sur des produits cosmétiques sélectionnés au hasard. La surveillance du marché peut aboutir à des recommandations, à des rappels à la loi, à des demandes de mise en conformité via une lettre d'injonction ou plus grave encore, à des mesures de police sanitaire.
Ces dernières n'interviennent que lorsqu'il s'avère qu'un produit non soumis à autorisation (c'est le cas des produits cosmétiques) présente ou est susceptible de présenter un danger pour la santé humaine ou bien est mis sur le marché alors que les exigences législatives et réglementaires qui s'appliquent à ce type de produit ne sont pas respectées. Suivant les cas, il s'agira par exemple d'une suspension de fabrication, de distribution ou de mise sur le marché, voire de rappel des lots.

En 2014, l'ANSM a traité 193 signalements de cosmétovigilance (contre 157 en 2013). À noter, sur ces 193 signalements, 86 étaient des cas graves.

Tout le monde peut déclarer à l'ANSM des effets indésirables : les distributeurs de produits cosmétiques, les professionnels de santé, les utilisateurs professionnels (esthéticienne...) et bien sûr vous-même.

LE POIDS DES LOBBYS : FANTASME OU RÉALITÉ ?

DES LOBBYS CHOUCHOUTÉS À BRUXELLES ?

Sachant que toutes ces réglementations peuvent s'avérer contraignantes pour l'industrie, les acteurs du secteur pesant le plus lourd se sont regroupés dans le cadre d'un syndicat, baptisé « Cosmetics Europe » et parfaitement bien implanté à Bruxelles. Ses membres participent à tous les groupes de travail concernant la législation sur les cosmétiques. Et bien sûr, ils font tout leur possible pour défendre les substances ayant les faveurs de l'industrie, quand bien même elles représentent un risque, dès lors que ce dernier est considéré comme « acceptable ». Mais qu'entend-on par « acceptable » ? C'est toute la question !

Le travail de Cosmetics Europe est facilité par le fait que la commission européenne est réputée pour être très favorable à l'industrie cosmétique. Laurence Wittner fait remarquer que cette souplesse n'est pas du goût de tous les pays et souligne que certains ont bataillé pour qu'elle soit plus tranchée : « *La Suède et le Danemark ont beaucoup œuvré pour que cette instance définisse des critères permettant de définir les substances utilisées. La Commission a enfin rendu ces critères, mais avec deux années de retard. Deux années qui ont laissé les mains libres à l'industrie. De plus, les critères en question ne satisfont pas tout le monde* ». Elle précise que si la Commission européenne est parfois accusée d'un certain laxisme, le Parlement européen, en revanche, est nettement moins tendre avec ce secteur économique.

Stéphane Horel dans son livre *Intoxication* expose que c'est précisément le poids des lobbys qui a déclenché la fureur des Suédois. Elle dénonce les conspirations, les faux communiqués, des scientifiques corrompus, des études incomplètes… Bref, elle révèle la façon dont les lobbys ont tout fait pour torpiller la mise en place d'un texte contraignant. Les députés européens avaient pourtant demandé dès 2009 à ce que les perturbateurs endocriniens soient davantage encadrés. Pourtant, la Commission européenne a fait la sourde oreille, plaçant les intérêts des industriels avant la protection de la population. Pendant cinq ans, la Commission européenne a fait tout ce qui était en son pouvoir pour gagner du temps. Il est très rare que la Commission soit poursuivie par un État membre. Suffisamment rare en tout cas pour être mentionné ! Et ces poursuites ont payé puisqu'en 2016, pour la première fois, Bruxelles vient d'être condamnée pour son inaction par la Cour de Justice européenne. Cette dernière lui reproche de n'avoir rien fait contre ces microparticules chimiques qui affectent le système hormonal, alors qu'elle s'était engagée à les réglementer.

LES SUJETS DU MOMENT LES PLUS DÉBATTUS

En termes de réglementation, les polémiques évoluent. L'un des sujets les plus discutés est celui **des billes de plastique**, que l'on retrouve dans certains produits comme les exfoliants par exemple. Comme souvent, les lobbys de l'industrie chimique se sont associés à ceux de l'industrie cosmétique pour en défendre l'usage, à l'heure où l'on parle de les interdire dans les produits de beauté.

Autre sujet qui mobilise beaucoup le lobby de la cosmétique conventionnelle : **la « loi Détox ».** Soumise par le député de l'Hérault, Jean-Louis Roumégas, cette proposition a été adoptée en première lecture en janvier 2016 à l'Assemblée nationale. Elle vise à inciter les entreprises à réaliser un audit de leurs substances chimiques et substituer les plus toxiques, sachant que ces dernières sont à l'origine de maladies chroniques. **L'Organisation mondiale de la Santé évalue en effet à 8 % de**

la mortalité mondiale les décès liés aux substances toxiques. La proposition de loi considère que le règlement Reach n'est pas suffisamment efficace, car seulement 31 substances chimiques sur 143 000 circulant dans l'Union Européenne seraient réglementées, alors qu'environ 1 000 sont considérées comme préoccupantes. L'UIC, l'Union des industries de la chimie, s'est immédiatement soulevée contre cette mesure, réclamant cet abandon. « *Le projet de loi Détox est de l'intox !* », n'a-t-elle cessé d'affirmer, mettant en avant le fait que la compétitivité de la France pourrait pâtir de mesures trop contraignantes.

DES LIENS DIFFICILES À PROUVER ENTRE CANCERS ET COSMÉTIQUES

Si la réglementation dans le secteur des cosmétiques est jugée « contraignante », elle présente en tout cas le mérite d'avoir servi de rempart à bon nombre de crises sanitaires.

Ces dernières sont finalement assez peu nombreuses, même si l'on ne sait pas vraiment quel est l'impact des produits que nous consommons au quotidien.

Parmi les « affaires » les plus troublantes de ces dernières décennies, il y a celle du talc Morhange. Nous sommes en 1972. Plusieurs nourrissons décèdent sans qu'on puisse déterminer la cause. Une enquête est alors menée par l'INSERM et révèle que la mort de ces bébés est liée à la présence dans ce produit d'hexachlorophène, un puissant bactéricide, en concentration excessive. Une erreur de manipulation est dénoncée. Immédiatement, le gouvernement fait supprimer du marché toutes les boîtes de talc concernées.

Autre crise grave : celle survenue en 2007, mettant en cause des dentifrices en provenance de Chine et contenant de l'antigel. Plus précisément, il s'agissait des dentifrices Terpan à destination des enfants, aromatisés au goût de fraise ou de bubble-gum. Tous contenaient du diéthylène glycol (DEG), une substance utilisée comme solvant.

Si le nombre de vrais scandales est minime, il n'en demeure pas moins que de nombreux produits sont soupçonnés d'être cancérigènes. Problème : c'est quasiment impossible de le prouver. « *Certes, on observe une augmentation des cancers des glandes endocrines, mais les lobbys de la chimie expliquent cela par le fait que les gens vivent plus longtemps* », note Romain Ruth, à la tête du label Cosmebio. De manière générale, les cancers sont des maladies tellement multifactorielles qu'il est difficile d'établir un lien avec l'usage de tel ou tel produit. Et de poursuivre : « *L'amiante était un marqueur. Le lien de causalité avec certaines maladies était évident. Les juristes parlent d'un principe de causalité adéquate, au sens où il est aisé de démontrer que cette substance génère un préjudice. Rien de tel avec d'autres ingrédients toxiques utilisés dans l'industrie cosmétique conventionnelle.* »

TROIS PROBLÈMES MAJEURS : CONTRÔLES TARDIFS, TRAÇABILITÉ, MANQUE DE PRÉCAUTIONS

DES CONTRÔLES QUI INTERVIENNENT QUAND LE MAL EST FAIT

Le fait que l'ANSM se soit imposée dans le paysage pour la déclaration et la transmission des effets indésirables graves est assurément une bonne chose. Là où le bât blesse, c'est que les contrôles sont réalisés a posteriori. Autrement dit, les autorités n'interviennent pas sur les sites de production, mais une fois que les produits finis sont dans le circuit de distribution. Or, à ce stade, les produits litigieux ont déjà été utilisés ! De plus, si une substance est déclarée comme potentiellement toxique, il peut encore se passer longtemps, parfois jusqu'à dix ans, entre l'alerte et le retrait effectif du produit…

En effet, les textes actuels laissent à un produit le « bénéfice du doute ». Autrement dit, on permet à l'industrie de défendre les substances incriminées, sans parler de la possibilité pour les organes spécialisés de réévaluer les dossiers. La réglementation prévoit certes d'interdire les substances dites « CMR », comprenez les agents chimiques ayant, à moyen ou long terme, des effets Cancérigènes, Mutagènes ou Toxiques pour la reproduction, mais ces interdictions peuvent être différées. Autrement dit, des produits peu recommandables peuvent circuler assez longtemps.

LE SUJET DE LA TRAÇABILITÉ

Les fabricants sont tenus responsables du produit qu'ils commercialisent, mais eux-mêmes ont recours à des prestataires auxquels ils achètent des ingrédients, dont on ne connaît pas toujours bien la provenance. Sur ce sujet, la réponse de l'ANSM est très claire : « *Le règlement stipule que les produits cosmétiques doivent être fabriqués selon les Bonnes Pratiques de Fabrication (BPF), qui permettent d'assurer un niveau élevé de protection de la santé humaine. Elles constituent le référentiel que les fabricants sont tenus de mettre en œuvre, ce qui est vérifié lors des inspections de l'ANSM* ».

Tout un chapitre de ces bonnes pratiques de fabrication est en effet consacré aux matières premières et aux articles de conditionnement. Autrement dit, les fabricants ne doivent utiliser que des matières premières qui répondent à des critères d'acceptation définis. Il leur est demandé d'acheter leurs matières premières auprès de fournisseurs qu'ils auront évalués, sélectionnés et audités. Ces dernières doivent répondre à des spécifications définies. De plus, elles doivent être acceptées à réception par le fabricant de façon à vérifier l'identité des produits reçus et leur qualité.

PAS ASSEZ DE MESURES POUR ENCADRER LES PERTURBATEURS ENDOCRINIENS

Comme exposé plus haut, pendant plusieurs années, la Commission européenne a déployé toutes les manœuvres possibles et imaginables pour que des textes trop contraignants ne voient pas le jour concernant les perturbateurs endocriniens. Reste à présent à se retrousser les manches… À la fois pour le bien-être des populations, mais aussi pour faire des économies. Sachez que les maladies provoquées par les perturbateurs endocriniens représentent un coût de 157 milliards d'euros.

DES ÉTUDES CLINIQUES, VRAIMENT ?

LES MESSAGES PUBLICITAIRES PAS SUFFISAMMENT SURVEILLÉS

On a coutume de dire que la réglementation en France est plus stricte que d'autres pays. C'est peut-être vrai en ce qui concerne la composition des produits, en revanche, sur la question des allégations et des messages publicitaires, c'est plutôt l'inverse. À l'étranger, la réglementation sanctionne beaucoup plus qu'en France les publicités mensongères. En la matière, le pays le plus strict est, semble-t-il, le Japon. Quant aux États-Unis, réputés pour être très permissifs, ils sont beaucoup plus fermes que chez nous. La FDA (l'agence américaine des médicaments) a ainsi mis en garde L'Oréal et sa filiale américaine Lancôme contre des publicités trompeuses sur leurs produits antirides. Lancôme a été accusé de vanter les mérites de certaines de ses crèmes en expliquant qu'elles pouvaient « *relancer l'activité des gènes* » ou « *stimuler la régénération des cellules* ». Le fait de prétendre pouvoir modifier la structure du corps humain a déplu outre-Atlantique, car tout produit censé affecter la structure ou le fonctionnement du corps humain est classé parmi les médicaments, estime à juste titre la FDA. La FDA a donc demandé à L'Oréal de prendre des mesures pour éliminer au plus vite ces infractions, sous peine d'actions auprès des fabricants et des distributeurs afin de saisir les produits illégaux. Depuis, la marque a revu ses promesses à la baisse. Y compris en France. La même année, en 2013, la justice suédoise a également condamné L'Oréal à une amende au prétexte que les arguments scientifiques n'étaient pas assez solides pour dire que la crème Liftactiv (Vichy) réduisait les rides.

Cosmétologue, Laurence Coiffard voit d'un œil assez critique ce flirt permanent des marques avec des allégations médicales. « *C'est souvent le cas dans l'univers du bio, où on nous promet par exemple des produits censés améliorer les fonctions respiratoires* », décrit-elle. Un constat déplacé selon elle !

DES ÉTUDES CLINIQUES PAS SI SÉRIEUSES

Bon nombre de marques mettent en avant le fait qu'elles réalisent des « études cliniques » pour évaluer la performance de leurs produits. Tout d'abord, le terme « étude clinique » est très inapproprié. Il a du sens dans l'entreprise du médicament, dès lors que sont prises en considération des cohortes importantes de patients, et ce, pendant plusieurs mois. Mais dans l'univers de la cosmétique, le terme « étude clinique » n'est pas du tout justifié. Marketing oblige, il donne toutefois une dimension médicale et scientifique qui se veut rassurante, à défaut d'être légitime !

Un flou sidéral entoure d'ailleurs ces dites allégations. Ainsi, l'étude en question peut très bien n'avoir duré que huit jours et n'avoir requis la participation que de dix personnes. Des amies des dirigeants de la marque ? Des membres de leur famille ? Nulle part, ces informations ne sont mentionnées. Qu'ont-elles évalué exactement ? En vertu de quelle méthodologie ? Comment sont-elles sélectionnées ? Combien de temps ont duré les tests ? Autant d'interrogations qui demeurent sans réponses. Pas difficile de dire que 100 % des clientes ont obtenu un résultat satisfaisant, si on en a interviewé que deux !

En théorie, toutes les allégations doivent pouvoir être démontrées. Par ailleurs, les personnes participant à l'étude doivent utiliser la crème pendant au moins un mois. En théorie, il devrait y avoir entre 20 et 50 participants selon la taille de l'entreprise.

En pratique, la façon dont sont conçues ces études est assez trouble et les différents pré-requis que je viens de mentionner sont rarement respectés. On ne connaît pas toutes les questions qui ont été posées. Si certaines réponses sont désavantageuses pour la marque, les responsables marketing ne les conservent pas. Quitte à supprimer l'interrogation qui les a induites.

Les estimations sont donc biaisées. Par ailleurs, tout le monde sait qu'en fonction de la façon dont est posée une question, les réponses peuvent être largement influencées. Dès lors, comment leur apporter du crédit ? Quelqu'un peut-il sérieusement imaginer que les marques publieraient des commentaires qui lui seraient défavorables ?

Autre problème : on ne sait pas toujours si les tests ont été menés sur un panel de volontaires ou s'il s'agit de tests faits en laboratoire. Il est évidemment préférable de privilégier la première option, bien plus représentative de ce qui se passe « dans la vraie vie ». Pourtant, lorsque des études ou des tests sont mentionnés dans une publicité, leur nature n'est pas toujours explicitement indiquée. Est-ce que cela a vraiment du sens d'isoler une femme dans une salle stérilisée pendant une heure ? Ne vaudrait-il pas mieux faire des évaluations dans son environnement (pollution, métro...) ? Ces mesures en mode *real life* commencent tout juste à émerger.

En dépit d'allégations alléchantes, certains produits ont des effets contraires à ceux annoncés. Ils bénéficient néanmoins d'une totale impunité. Face à ces promesses mensongères, j'ai tenu à aller voir la DGCCRF, l'organisme de la répression des fraudes. Je souhaitais comprendre comment on pouvait mettre en scène des mensonges éhontés, sans que personne ne s'en alarme. J'avais envie de savoir pourquoi cette industrie était aussi intouchable. Pourquoi les études cliniques peuvent être réalisées sur huit personnes et non sur une cohorte plus significative, sans que personne ne trouve rien à redire ? Je ne suis pas parvenue à m'entretenir avec eux car ils n'ont jamais donné suite à mes mails.

DES ALLÉGATIONS MENSONGÈRES

Que dire de toutes ces crèmes qui promettent de « redessiner l'ovale du visage » ? Comment peut-on imaginer qu'une crème dessine quoi que ce soit ? Au mieux, elle améliore l'élasticité de la peau, mais n'influe en aucun cas sur la forme de notre minois. Pas plus que des produits amincissants ne transforment une femme en surpoids en un mannequin filiforme. Personne n'a jamais fondu grâce à des papouilles à base de crème anticellulite. Ce qui fait maigrir, c'est le sport ! Les marketeux nous expliquent que la caféine aurait un effet vertueux sur les tissus adipeux, au sens où elle favoriserait leur régression. Certes, cette petite molécule peut pénétrer dans le derme. De là à affirmer qu'elle favorise la résorption des graisses, il y a un pas qu'il semble aventureux de franchir ! En revanche, **le fait de se masser est incontestablement utile et bénéfique**. Il est interdit de promettre une perte de poids grâce à ce type de produits. Le problème, c'est que les marques détournent leurs obligations légales, avec des allégations formulées de façon très ambiguë.

LE BUREAU DE LA PUB VEILLE AU GRAIN

Le Bureau de Vérification de la Pub (BVP) a changé de nom depuis un moment déjà, il s'appelle désormais l'ARPP. Quatre lettres qui signifient Autorité de Régulation Professionnelle de la Publicité. Cette instance a pour mission de mener une action en faveur d'une publicité loyale, véridique et saine dans l'intérêt des consommateurs.

Leur approche est très claire : l'appellation « essais cliniques » ou « études cliniques » est complètement abusive. « *Si un dossier comme celui-là tombe entre nos mains, nous ne laissons pas passer* », m'a expliqué Catherine Lenain, directrice déontologie au sein de l'ARPP. D'ailleurs, la marque Caudalie a été épinglée pour son produit Vinexpert, car la présentation de résultats de tests de satisfaction dans l'encart presse (paru en novembre 2014) intitulé « *Efficacité prouvée* » prêtait à confusion avec des pourcentages d'efficacité.

Autre aspect très important selon l'ARPP : aucune allégation ne peut être mentionnée s'il n'y a pas eu de « mesure ». Ce qui est extrêmement piégeant en revanche, c'est qu'une marque peut évaluer une diminution d'une ride de 0,5 millimètre seulement et en déduire un constat catégorique du style « *véritable diminution des rides observées* ». Si cette allégation est incontestable, elle est également imperceptible. Une marque de parapharmacie promet une spectaculaire diminution de moitié des rides en l'espace de deux mois. Avec le slogan placardé sur toutes les pharmacies de France et de Navarre : « *Diviser vos rides par deux, en l'espace de deux mois, c'est prouvé* ». Cette marque affirme être le premier laboratoire de médecine esthétique, et nous promet de faire « reculer les effets du temps ». Il me paraît déjà difficile de « stabiliser » la ride, ne nous faisons pas croire qu'on va la faire disparaître. J'ai demandé son avis à Catherine Lenain de l'ARPP qui m'a avoué déplorer cette publicité, qu'elle juge elle aussi très excessive.

LA SCIENTIFISATION : ASTUCE MARKETING !

Pour accompagner sa promesse de « remonter le temps », cette même marque de cosmétiques anti-âge fait apparaître deux termes magiques : acide hyaluronique et NCTF. Le premier est en permanence présenté comme LE remède pour rajeunir. Quant au second, il est obscur pour le grand public, mais ce n'est pas très grave, car le mot a une résonance scientifique. En tapant « NCTF » dans Google, aucune étude ne ressort, la seule page qui s'affiche est celle éditée par ledit laboratoire. « *Le NCTF® est un complexe exclusif, composé d'ingrédients revitalisants et anti-âge (vitamines, coenzymes, antioxydants, acides aminés, minéraux...)* ».

La « scientifisation » est une astuce marketing utilisée par de nombreuses marques pour en mettre plein les yeux. Beaucoup jouent avec des actifs brevetés incompréhensibles : eau cellulaire de plancton, stemoxydine, viniférine, etc. Avec ces noms opaques, le but est atteint. Ça ne peut être que bien, non ?

Dans la série des soins anti-âge, une marque célèbre a également été pointée du doigt pour son slogan « *même le temps ne me résiste pas* », collé en gros à côté de la photo de son égérie, la superbe Inès Sastre. Cette allégation a également été considérée comme excessive par l'ARPP. Mais précisons qu'il n'y a pour ces différentes marques pas d'autres sanctions qu'une invitation à modifier leur message publicitaire.

Parmi les slogans qui ont été épinglés par l'ARPP on trouve celui d'une marque qui promet avec ses crèmes une *« précision chirurgicale sans injection »*. Rien que ça ! L'annonceur a été contraint de modifier son message. Ou encore « *le plaisir du soleil, oui mais sans me soucier des rides* », la marque a été accusée

de minimiser les effets du soleil sur la peau. En effet, aucune allégation suggérant une protection à 100 % n'est autorisée !
Si le nombre de manquements relevés et mentionnés est, somme toute, assez restreint, c'est en partie parce que les marques s'autorégulent. En effet, la commission a demandé à chaque état de bien appliquer les règles sous peine de les durcir.

FAITES LE TRI !

REGARDEZ DE PLUS PRÈS AVANT D'ACHETER

Le marketing a vite raison de notre vigilance. Et le fait de savoir ce qu'il en est ne nous empêche pas de nous faire avoir ! Voici donc quelques clés pour revenir à la raison et ne pas se laisser marabouter.

PACKAGING, TEXTURE, ODEUR NE FONT PAS TOUT !

Packaging, quand tu nous tiens !

« *Qu'importe le flacon, pourvu qu'on ait l'ivresse* », écrivait en son temps Alfred de Musset. Cette formule est on ne peut plus inadaptée concernant les produits cosmétiques ! À l'inverse, comme vous le savez, ce sont très souvent les caractéristiques du contenant qui déclenchent l'acte d'achat et le capital confiance. Toutefois, **ce n'est pas parce qu'un flacon est luxueux que le produit est fabuleux** ! Et inversement.

Les produits les plus qualitatifs en termes de packaging sont incontestablement les parfums. On ne peut que constater la qualité des matériaux, le design de la bouteille, l'épaisseur du verre, le poids du bouchon…

Convaincu par l'importance du packaging, Laurent Tordjmann a fondé la société Brand + Think, une agence spécialisée dans l'image de marque. Son objectif et sa passion : magnifier les produits dans lesquels il croit. « *J'accompagne des marques qui ont des produits extraordinaires, mais dont le packaging n'est pas toujours à la hauteur. Cela peut les desservir. Je les aide donc à proposer des produits plus attractifs. Toutefois, je n'accepte de les orienter sur la forme que si j'estime qu'il y a du fond. Il m'est arrivé de refuser mes services à des marques que je ne jugeais pas éthiques* », explique-t-il.

L'exemple des cosmétiques de chez Lidl est assez stupéfiant et prouve bien que le marketing est essentiel. « *Longtemps considérés comme une marque pour les personnes les moins fortunées, les produits Lidl perdaient de l'argent. Puis progressivement, leur "design" a été retravaillé. Résultat : + 35 % de ventes* », poursuit Laurent Tordjmann.

Florian (prénom d'emprunt) a longtemps travaillé pour le secteur de la cosmétique, notamment pour deux marques très connues. Il a accepté de me confier certaines pratiques peu scrupuleuses, motivées par la course à l'innovation. « *Il n'est pas rare que les directions marketing utilisent un nouveau packaging avec un produit qui reste le même qu'avant, dans l'objectif de laisser croire qu'il y a du changement. La plupart du temps, c'est la même recette, mais dans un pot blanc au lieu d'un pot bleu. Pire : ils utilisent souvent la même formule, qui, placée dans des contenants différents, a souvent des effets affichés comme spécifiques. L'un est affiché comme vertueux contre les rougeurs. L'autre, comme idéal pour les taches. Et un troisième enfin comme miraculeux pour les peaux sèches* », explique-t-il.

Pourtant, sur ce sujet, la réglementation est très claire. L'ARPP (Autorité de Régulation Professionnelle de la Publicité) fixe un cadre pour la publicité : le terme « nouveau » et ses dérivés ne doivent être utilisés qu'en relation avec une modification réelle soit de la formule du produit ou de son utilisation, soit de sa présentation ou de son conditionnement. À condition qu'il soit bien spécifié que la nouveauté est à ce seul niveau. Il semblerait que ce ne soit pas toujours le cas !

La texture et l'odeur font appel à notre cerveau reptilien

Un reptile sent avant de réfléchir. Nous aussi ! Quand elles essaient une crème, toutes les femmes du monde (ou presque) font un double geste : d'abord elles l'étalent sur le dos de leur main ou sur le creux de leur poignet, pour en apprécier la texture, et ensuite elles l'approchent de leur nez pour en évaluer l'odeur. Appliquer une crème doit en effet rester un moment de plaisir. Pour avoir moi-même essayé certains produits dont on me disait qu'ils étaient magiques, j'ai été stoppée par leur odeur nauséabonde. La texture est également déterminante. Certaines aiment les fluides légers, d'autres les textures plus riches… et bien sûr, il y en a pour tous les goûts.

Il est vrai que la texture et l'odeur sont les seules choses qu'il est possible d'évaluer. *Exit* donc les crèmes grasses, poisseuses ou malodorantes. Toutefois, on pense à tort que, parce que la texture et l'odeur sont agréables, il s'agit d'un bon produit. Faux, archi faux. Les marques surinvestissent beaucoup sur ces deux paramètres car elles savent pertinemment qu'ils sont à l'origine de l'acte d'achat. **Ne vous laissez donc pas berner par une odeur alléchante**, car ce n'est pas cela qui permettra d'obtenir des résultats. Sans compter que les parfums synthétiques peuvent avoir des effets délétères, en raison d'une présence massive de phtalates, comme évoqué précédemment.

Parallèlement, nombreuses sont les femmes qui aiment avoir le sentiment que leur crème pénètre bien. Or une crème qui pénètre bien est souvent une crème qui s'évapore, alors que, précisément, mieux vaut qu'elle ne s'évapore pas pour maintenir l'hydratation ! L'eau étant emmagasinée dans la phase grasse de la crème, l'objectif des crèmes est de recréer un film hydrolipidique et d'empêcher la peau de perdre sa propre teneur en eau. Autrement dit, une peau bien hydratée, c'est avant tout une eau qu'on empêche de s'évaporer.

Si certaines crèmes sont particulièrement plaisantes à utiliser, c'est parce qu'elles contiennent du silicone. Dans la mesure où cette matière chimique est stable (autrement dit, thermiquement résistante) et plus facile à travailler que les matières naturelles, cela se ressent au niveau du confort d'application. Le silicone donne aux crèmes une bonne consistance, s'étale parfaitement bien et laisse l'incomparable sensation d'avoir la peau douce. À 100 % synthétiques, les substances siliconées sont conçues à partir de silicium et d'oxygène. Ce n'est pas la panacée pour votre peau. Loin de là !

ÉVITEZ LES SILICONES

Les silicones sont présents dans un très grand nombre de produits. Ils ne font pas partie des composants toxiques pointés du doigt en cosmétique c'est pourquoi je vous en parle ici.

Il s'agit de matières plastiques et synthétiques, très peu biodégradables, et donc néfastes pour l'environnement. Les silicones ont un effet humectant et émollient, ils donnent une agréable sensation d'hydratation. Il ne s'agit que d'une fine pellicule qui donne l'impression que la peau ou le cheveu est soyeux et hydraté, alors que ce n'est pas le cas en profondeur.

Comment les reconnaître dans les produits ?

Attention, tous les silicones ne s'appellent pas comme tel, ce serait trop facile. Toutefois, ils ont tous une racine commune dans leur dénomination officielle : tous les composés dont une partie du nom se termine par -icone (Exemple : Cyclomethicone ou Dimethicon) ou par -siloxane (Exemple : Cyclopentasiloxan) doivent vous mettre la puce à l'oreille !

Pourquoi les silicones sont-ils trompeurs ?

Les personnes qui utilisent des produits à base de silicone peuvent avoir le sentiment que leur peau est plus belle. On devrait parler d'illusion davantage que de sentiment.

En apparence, en effet, le silicone rend les cheveux soyeux en l'enrobant d'un film protecteur. On en trouve donc beaucoup dans les produits capillaires et force est d'observer leurs vertus pour le démêlage, la brillance, la douceur, la fixation... Hydratants et nutritifs, ils ajoutent à leur action émolliente la richesse de leur composition en acides gras essentiels, vitamines, antioxydants, polyphénols et autres stérols. De la même façon, concernant les soins du visage, ils rendent le grain de peau plus lisse. Mais en réalité, on étouffe la peau et la fibre capillaire, au lieu de les nourrir.

Pour les marques, en revanche, les avantages sont nombreux : les silicones ne coûtent pas cher, ils sont faciles à utiliser, et enfin, les résultats sont probants immédiatement puisque la peau et les cheveux sont incontestablement gainés. Toutefois, c'est un peu l'équivalent d'une couche de plâtre sur un mur. Elle masquera efficacement une infiltration d'eau, mais ne résoudra pas le problème.

Pourquoi est-il préférable d'éviter les silicones ?

L'effet occlusif des silicones protège la peau et les cheveux des agressions (pollution...) mais peut sur le long terme les rendre plus ternes. De plus, **l'accumulation de cette couche siliconée rend le cheveu plus ou moins résistant au lavage**. Il n'est pas rare de perdre en volume d'une part, et de capter le sébum plus vite. Une aubaine pour les fabricants car on utilise ainsi leurs produits plus régulièrement !

Autre désagrément : **les couches de silicones s'agglomèrent pour former des amas**, si bien qu'en appliquant sa crème de jour, on peut se retrouver avec des boules de « gomme » qui se forment par frottement, et génèrent un désagréable problème de peluchage.

Les silicones sont-ils dangereux ?

Sur cette question comme sur beaucoup d'autres, j'ai entendu tout et son contraire au fil des interviews que j'ai menées. La majorité des experts estiment que cette matière ne génère pas de dégâts particuliers (sachant qu'il s'agit de molécules inertes), et risque, au pire, d'obstruer les pores et de favoriser, à terme, des imperfections cutanées.

Toutefois, d'autres voix s'élèvent pour dire que les silicones ne seraient pas si anodins. L'Union européenne catégorise le cyclotétrasiloxane comme perturbateur endocrinien, puisqu'il a été démontré que cette substance interfère avec les fonctions hormonales chez l'être humain, et qu'elle peut altérer la fertilité humaine. Des tests menés en laboratoire ont par ailleurs démontré qu'une exposition à de fortes doses de cyclopentasiloxane peut causer des tumeurs utérines et des dommages aux systèmes immunitaires et reproducteurs. Cette substance est également soupçonnée de porter atteinte aux neurotransmetteurs du système nerveux.

L'ANSM recommande une utilisation du cyclotétrasiloxane n'excédant pas 5 % dans ces produits cosmétiques (soin du corps, soin du visage), afin d'assurer une marge de sécurité acceptable. En revanche, au-delà de ces concentrations dans les produits cosmétiques, les marges de sécurité sont inférieures à 100 et par conséquent non acceptables. On manque encore d'information sur le degré de toxicité de ces différentes substances. Alors, dans le doute, j'ai pour ma part choisi de les boycotter !

FAITES SIMPLE POUR VOS CHEVEUX

On vient de le voir, le silicone étouffe la fibre. Il n'en demeure pas moins que même si on les évacue, il reste de quoi faire dans les rayons. Shampoings secs, shampoing bio, shampoings de salon de coiffure, shampoings de supermarché : lesquels choisir ? D'autant que comme pour le corps et le visage, les industriels tentent là aussi de vous « fourguer » des masques, des huiles, des conditionneurs, des crèmes de jour hydratantes... Mais aussi des produits anti-chute. Sachez que ces derniers sont la plupart du temps inefficaces ! Si les marques ont le droit de prétendre freiner la chute des cheveux, en revanche, elles n'ont (en théorie) pas le droit de prétendre générer la pousse de nouveaux cheveux. Pour tous ces produits, regardez la liste des composants et jugez-les en votre âme et conscience.

Les colorations sont elles aussi largement pointées du doigt pour leurs méfaits. Au-delà des aspects allergisants (liés à la paraphénylènediamine), des risques de cancer sont mentionnés. Une mauvaise nouvelle pour les Françaises qui sont plus d'une sur deux à se colorer les cheveux. Les émanations de produits pourraient être toxiques et le Centre international de recherche contre le cancer (Circ) a d'ailleurs conclu que le métier de coloriste exposait à un risque « probablement cancérigène » pour les hommes susceptibles de développer dans de plus grandes proportions que d'autres des cancers de la vessie.

5 CONSEILS SI VOUS ÊTES ADEPTES DES COULEURS CAPILLAIRES

1. Ne le faites pas avant l'âge de 16 ans. C'est déconseillé par les allergologues (et c'est même devenu une obligation de mentionner l'interdiction aux moins de 16 ans sur les emballages depuis 2011) ;
2. Évitez les teintures sur les cils et les sourcils ;
3. Ne faites pas de coloration sur un cuir chevelu irrité ;
4. Si vous le pouvez, espacez les couleurs. Ce qui présente un problème, c'est l'application répétée des doses qui viennent, à la longue, charger l'organisme ;
5. Abstenez-vous de colorer vos cheveux si vous êtes enceinte !

CONNAISSEZ-VOUS VRAIMENT VOTRE MAQUILLAGE ?

Mascaras, rouges à lèvres, fards...

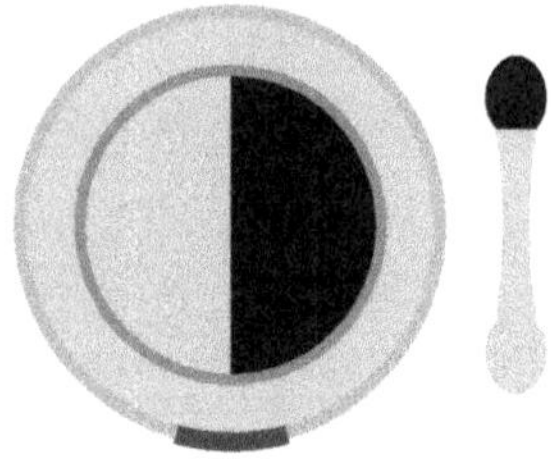

Si les consommatrices s'intéressent de plus en plus à ce qu'il y a dans les soins pour le visage et pour les cheveux, en revanche, elles sont beaucoup moins préoccupées par ce qu'il y a dans le maquillage. Pourtant, ces produits entrent en contact avec notre visage chaque jour. Ceux pour les yeux, notamment, sont souvent composés à base de plomb. Or il s'agit d'une **neurotoxine** qui risque de diminuer la fertilité, et ce, même si les quantités utilisées sont très infimes.

Un autre poison est utilisé pour réaliser des pigments bleus : le ferrocyanure ferrique. Il s'agit d'un dérivé du cyanure, un poison mortel. Là aussi qu'on se rassure, lorsqu'il est combiné avec du fer, la réaction chimique qui en résulte le rend inoffensif.

Les mascaras sont quant à eux très largement composés de silicones. Mais cela ne nous dérange pas outre mesure car l'essentiel semble être d'avoir un regard intense…

Et que dire de nos rouges à lèvres ? Saviez-vous que celles d'entre nous qui en utilisent le plus peuvent en ingérer, bien malgré elles, près de 2 kg au cours de leur vie ?

La composition de ces tubes est beaucoup moins glamour que les affiches de bouches sensuelles. On y trouve en effet des cires, la plupart du temps synthétiques. Mais aussi des huiles de paraffine, issues de la pétrochimie, du plomb, de l'aluminium, du chrome, du cadmium et cinq autres métaux toxiques. Si l'huile de baleine est désormais interdite, elle est parfois remplacée par de l'huile de foie de requins (ce qui n'est pas mieux pour l'écosystème). Sans parler des colorants (comme l'oxyde de fer et le phosphate de manganèse), des filtres solaires et des conservateurs.

En outre, il n'est pas rare que ces composants dépassent les limites recommandées comme le souligne une étude de l'Université de Californie. Des constats préoccupants sachant qu'on peut aisément avaler par inadvertance un peu de gloss ! De quoi faire passer l'envie d'une bouche pulpeuse. À moins de recourir au bio qui propose des alternatives de plus en plus qualitatives. Le secteur du bio se penche de plus en plus sur le maquillage avec pour défi de concevoir des produits sans effets indésirables. Les rouges à lèvres sans pigments, notamment, séduisent un nombre croissant de consommatrices.

Le maquillage pour enfants à surveiller !

Aussi choquant que cela puisse paraître, on trouve aussi des produits toxiques dans les maquillages pour enfants… À l'école, au centre de loisirs, en colonie, dans des villages de vacances… On leur dessine régulièrement des figures de chat ou de monstre sur leur petit minois. Le problème c'est qu'un très grand nombre de ces maquillages contiennent des traces de métaux lourds, révèle une étude réalisée par la Breast Cancer Association. 187 produits destinés aux enfants ont été passés au crible. Résultat ? Plus de la moitié contiennent des traces d'au moins un métal lourd, tels que le plomb, le cadmium, le toluène ou encore le formaldéhyde, qui ont tous des effets négatifs sur la santé au long terme et peuvent être responsables de différents cancers. Les maquillages contenant des pigments plus foncés seraient les plus concentrés en produits chimiques toxiques. De quoi faire passer l'envie de se faire peinturlurer le visage. L'étude rappelle également que « *les enfants sont particulièrement vulnérables aux effets de ces produits chimiques* ».

MAQUILLAGE : DÉSINTOX

Notons qu'en matière de maquillage comme pour les autres produits cosmétiques, tous types de propos circulent, souvent complètement contradictoires les uns avec les autres.

Les fonds de teint étouffent la peau ? Certaines personnes jugent qu'ils empêchent la peau de respirer. Pour d'autres, au contraire, c'est une façon merveilleuse de protéger la peau contre les agressions extérieures, notamment contre la pollution. Ce bouclier magique ne serait pas contradictoire avec la possibilité pour la peau de prendre pleinement l'air. Il faut reconnaître que les formules ont évolué et sont moins chargées en pigments →

La poudre dessèche la peau ? Là aussi, les cosmétiques ont progressé. Le problème n'est pas tant le dessèchement que la propension de certains produits à boucher les pores.
Les rouges à lèvres assèchent les lèvres ? Ils sont désormais plus hydratants et plus agréables à utiliser. S'ils sont onctueux, ils font néanmoins polémiques, car leur composition n'est pas prévue pour faire bon ménage avec notre estomac (voir p. 121).
Le mascara fait tomber les cils ? Les nouvelles générations de produits sont plus riches en kératine et en agents protecteurs, il n'en demeure pas moins qu'il faut laisser ses cils respirer un peu. Et ce qui peut être problématique, plus encore que les mascaras eux-mêmes, ce sont les démaquillants trop agressifs, utilisés... pour les enlever.

LES CROYANCES SUR LES COSMÉTIQUES

L'ART DE NOUS RACONTER DE BELLES HISTOIRES

La fontaine de Jouvence désigne une source fabuleuse de la mythologie dont les eaux avaient la propriété de rajeunir. Inspirées par ces récits fantasmatiques, les femmes rêvent de la crème qui les rendra plus belles ou résoudra leurs problèmes de peau, de cheveux ou de silhouette. Le marché de la cosmétique est avant tout un « marché de la foi ». Les marques savent parfaitement comment s'y prendre pour spéculer sur ce besoin de magie en donnant des noms merveilleux et féeriques à leurs crèmes. L'objectif : transporter les consommatrices dans un monde magique.

Mais les noms magiques ne suffisent pas. Il faut aussi des histoires qui font rêver ou qui témoignent d'une efficacité record. Par exemple la marque « Crème de la mer » a pour origine l'histoire d'un accident qui se transforma en miracle. Il y a plus de

50 ans, le Dr Max Huber, physicien en aérospatiale, subit une grave brûlure au visage en réalisant une expérience. Préoccupé par ses cicatrices, il décida de trouver un remède. Au terme d'un intense travail de recherche, il parvint à mettre au point Miracle BrothTM qui allait entrer dans la légende.

Avant d'acheter un cosmétique, ne nous laissons pas transporter complètement par ce storytelling (même si une partie de l'histoire est véridique) et n'oublions pas de décrypter la liste INCI !

CE QUI NOUS ATTIRE EN COSMÉTIQUE

Les principaux pièges susceptibles de nous faire vaciller :

- un marketing fondé sur la « magie » ;
- des discours pseudo-scientifiques. Même si on ne les comprend pas, on se sent rassurées ;
- les pseudo-études cliniques, les enquêtes de satisfaction et les allégations « *borderline* » dont je rappelle qu'elles sont aussi opaques, que floues et contestables ;
- le *greenwashing*, autrement dit, le fait de prétendre qu'un ingrédient naturel est largement présent dans un produit, alors qu'il n'en représente qu'une part infinitésimale ;
- la référence à des eaux thermales. Cet argument apporte une caution de sérieux, alors qu'il n'y en a généralement pas plus de 5 % dans la formule ;
- des produits qui jouent la carte de l'illusion. Ainsi, certains produits « maquillent » plus qu'ils ne traitent. En mettant dans les produits de l'urée ou du silicone qui repulpent provisoirement la peau, il est normal d'avoir des clientes satisfaites du résultat. En réalité, ces produits n'améliorent pas le problème, mais ne sont que des « cache-misère ».

LES CRÈMES ANTIRIDES SONT-ELLES VRAIMENT EFFICACES ?

Le jeunisme fait le jeu des soins anti-âge

À l'heure du jeunisme, l'anti-âge représente un marché gigantesque car il suscite un réel engouement. Et souvent une déception au moins aussi importante. La faute à des espoirs en décalage avec les promesses ou à un marketing souvent insidieux dont la principale raison d'être est de vendre du rêve bien plus que d'offrir des résultats. Force est de constater que les rides sont moins bien acceptées aujourd'hui qu'elles ne l'étaient hier. Mamie Nova a vécu, place à la sexagénaire supra active, qui, si elle n'a pas recours au bistouri, ne fait pas l'impasse sur un soin anti-âge. Aussi bio soit-il.

Cette lutte contre le vieillissement est pourtant sans fin et perdue d'avance ! Le mythe de la jeunesse éternelle est un idéal inaccessible qui rend tout le monde malheureux. Enfin, les utilisatrices du moins. Car les marques, elles, y voient une aubaine formidable. Dans les magazines féminins, les femmes sont toutes représentées comme jeunes, belles, minces, avec une dentition superbe et des cheveux magnifiques. S'il est salvateur d'avoir des figures un tant soit peu inspiratrices, les stéréotypes photoshopés ont le don de créer de la désillusion voire de la frustration et de la dépression chez les plus fragiles. Tenez-le vous pour dit, les crèmes anti-âge ne peuvent pas faire disparaître les rides. Pas plus que les autres d'ailleurs. Seule la médecine esthétique permet un résultat immédiat. Elle reste encore taboue, même si elle est bien plus répandue qu'on ne le pense.

L'hygiène de vie et le capital génétique jouent un rôle essentiel

Au fil du temps, le collagène présent dans le fibroblaste diminue. La peau vieillit plus ou moins en fonction du capital génétique et de l'hygiène de vie. Le rituel jeunesse commence par des réflexes simples et qui ne font appel à aucun produit : bien se démaquiller, se masser, boire (une bonne hydratation commence de l'intérieur), dormir, ne pas fumer, faire du sport, se protéger du soleil, manger sainement…

Il est parfaitement possible d'avoir un excellent capital génétique et de le ruiner par des conduites déraisonnables (manque de sommeil, forte exposition au soleil, consommation abusive d'alcool…). « *Il faut éviter au maximum les mutations cellulaires. Le soleil ou la cigarette par exemple entraînent une mauvaise division des cellules, car ils bousillent la duplication d'ADN. La nicotine se pose sur les cellules qui doivent se renouveler* » observe Jean-Marc Adda, à la tête d'un cabinet de médecine esthétique. Inversement, certaines femmes bénéficient d'un capital génétique moyen en matière de qualité de la peau, mais compensent grâce à une véritable hygiène de vie. Dans un cas comme dans l'autre, soyons clairs : aucune crème n'a jamais éliminé des rides ! Laurence Wittner, à la tête de l'Observatoire des Cosmétiques, estime tout de même que l'état de la peau peut être amélioré avec ces crèmes. « Un cycle complet de régénération de la peau comprend 28 jours. Les cosmétiques ont les moyens d'améliorer les fibres de soutien, pour un teint moins affaissé et moins terne. L'action n'est pas aussi rapide que le mécanisme du vieillissement cutané, mais on peut quand même gagner un ou deux ans », explique-t-elle. Toutefois l'effacement complet grâce à un cosmétique est impossible.

En dépit de ce triste mirage, les femmes dépensent chaque année plus d'argent dans les soins anti-âge. Une sur trois se sent « rajeunie » après avoir appliqué une crème antirides. **Ce n'est pas la puissance des principes actifs qui est efficace, mais la puissance de la psyché**.

« *Seuls les produits conçus grâce aux nanotechnologies peuvent traverser barrière cutanée et épiderme. Cependant, ils risquent de se disperser dans l'organisme* », analyse Annick Pons Guiraud, dermatologue. Ces substances ont défrayé la chronique, plus encore dans l'univers alimentaire que cosmétique. Les dermatologues sont assez réservés sur le sujet : « *Si certaines formulations pénètrent trop profondément, elles risquent de stimuler certaines cellules "dormantes" et de déclencher une réaction délétère* », poursuit cette dermatologue. Mêmes réticences pour les cellules-souches : « *Si elles sont extraordinaires pour réparer, elles sont plus contestables pour les soins cosmétiques* ».

Depuis juillet 2013, **la réglementation impose aux fabricants de mentionner les nanomatériaux dans la liste des ingrédients** avec le mot « nano » entre crochets. Mais il semblerait que l'apposition de cette mention ne soit pas toujours respectée.

LE PRIX N'EST PAS UN GAGE DE QUALITÉ

Face à des prix qui varient entre 3 euros et 400 euros pour une crème supposée hydratante, on ne peut que s'interroger. Faut-il en déduire que plus les produits sont chers, plus ils sont efficaces ? Et faut-il faire confiance aux marques de distributeurs ? Un produit de la marque Sephora est-il moins bon qu'un produit La Prairie ? Face à des prix si disparates sur le marché, j'ai cherché à comprendre ce que les consommatrices payaient vraiment !

L'étude de *60 millions de consommateurs*

De nombreux spécialistes s'accordent à dire que les crèmes les plus chères ne sont pas nécessairement les plus efficaces. Une étude, certes très décriée, a été réalisée par *60 millions de consommateurs.* Ce magazine s'est intéressé aux produits anti-âge. Dix produits ont été comparés (en test aveugle) auprès de **200 femmes**, âgées entre 40 et 65 ans. Surprise : les crèmes Carrefour et Lidl, respectivement à 4,4 et 3 euros sont arrivées devant un produit L'Oréal, lequel est lui-même arrivé devant des produits Clarins et Liérac. Ce que révèle cette enquête, c'est que ce qui coûte cher dans un produit n'est assurément pas le produit lui-même, mais le packaging, le marketing et/ou les dépenses destinées à financer des stars à la beauté inaccessible. Le coût de la matière première ne représente guère que 5 % du prix du produit, mais puisque « ça marche », pourquoi s'en priver ?

Sachez que l'emballage représente parfois jusqu'à 60 % du prix du produit final. Mais tant que le monde sera monde, les consommatrices seront tentées de penser que plus un produit est cher, plus il est efficace. Et que plus le pot est beau, plus c'est de bon augure, alors qu'en réalité, cela participe surtout à l'imaginaire.

Le coût des substances est très variable

Alors que certains composants, comme le silicone, ne coûtent quasiment rien, certaines plantes, en revanche, sont très onéreuses. C'est le cas, par exemple de l'aubépine médicinale. D'abord parce qu'on ne peut l'extraire qu'une fois par an, et d'autre part, parce qu'on ne peut pas utiliser l'intégralité de la plante. Les produits naturels sont donc beaucoup plus complexes et plus chers à concevoir. Mais pour les marques, ce n'est pas facile de l'expliquer et de le justifier. Idem pour un produit à base de bave d'escargot. Marcela Valoroso a mis en place des fermes d'élevage. Elle extrait leur bave à base d'une méthode complexe, ce qui est plus coûteux que de mélanger des substances chimiques toutes faites.

LA BAVE D'ESCARGOT, NOUVEL ÉLIXIR DE JOUVENCE ?

Si les tests sur les animaux sont interdits, en revanche, on peut utiliser leur lait ou leurs sécrétions. Plusieurs marques se sont spécialisées sur des cosmétiques à base de bave d'escargot. Vous ne le saviez peut-être pas mais **le mucus d'escargot a des vertus réparatrices bien connues depuis l'Antiquité !** Je reconnais que l'idée est peu appétissante, mais les sécrétions de ce petit gastéropode recèleraient des trésors puisqu'elles posséderaient des propriétés régénérantes, curatives et réparatrices pour les cellules de la peau humaine. On dit aussi que la bave d'escargot retarderait les effets du vieillissement de la peau. Les scientifiques ont constaté qu'elle contient des **substances très proches de l'acide glycolique ou de l'acide hyaluronique**. « *Les Chiliens se sont aperçus il y a bien longtemps déjà de la façon dont cet ingrédient permettait de réduire les inflammations. On raconte même qu'Hippocrate en faisait usage* », souligne Marcela Valoroso, qui a développé la marque Helixium et élève des milliers d'escargots dans des fermes spécialisées au coeur de la région lyonnaise. « *Nombreux sont les produits cosmétiques fabriqués à base de carcasses de cochons ou de crustacés, mais on ne le sait pas. Au moins, là, on n'utilise pas un animal mort, mais une substance produite par un animal vivant* ». L'extraction est certes compliquée. « *Il faut respecter les périodes d'hibernation de l'animal, entre novembre et mars. Puis extraire ses sécrétions avec des micro-bâtons, avant de les congeler pour les préserver* », note-t-elle.

La qualité est-elle discriminante ?

Lorsqu'un produit coûte 20 fois plus cher qu'un autre à fabriquer, les marques ne peuvent pas répercuter ce coût dans le prix de vente de manière proportionnelle. Nombreux sont donc les labos qui préfèrent renoncer à la qualité et afficher un prix aussi bas que possible pour miser sur le marketing. Finalement, ils dégageront des marges plus importantes. Pas facile dès lors pour les chercheurs de faire des miracles !

L'objectif de la plupart des marques n'est pas tant de faire de bons produits que des produits qui se vendent (c'est valable aussi dans l'agroalimentaire). En poussant la logique un peu plus loin : faire de la qualité peut même être discriminant, surtout pour une petite marque. Pourquoi ? Tout simplement parce que si elle investit tout son argent dans la recherche et la qualité des ingrédients, il ne lui reste plus de budget pour faire connaître ses produits. Il n'est pas donné à tout le monde de financer des ambassadrices aussi glamour et impactantes que Jennifer Lawrence ou Keira Knightley, et dans le même temps, rémunérer des chercheurs pour identifier des formules avec des molécules révolutionnaires.

Or un « savoir-faire » aussi excellent soit-il, ne pèse pas grand-chose sans la capacité à le « faire savoir ». Cela ne dissuade pas pour autant certains passionnés d'aller jusqu'au bout de leurs idées et de réaliser des produits de grande qualité, mais leur quotidien n'est pas simple.

UN GUIDE DES COSMÉTIQUES POUR VOUS AIDER À Y VOIR PLUS CLAIR

Pas facile de savoir quels produits cosmétiques choisir tant ils sont nombreux sur le marché. Pour tenter d'y voir plus clair, Laurence Wittner a créé un Observatoire des cosmétiques. Elle édite aussi régulièrement un guide des meilleurs cosmétiques. Pour cela, elle s'est entourée d'un jury indépendant, composé de dermatologue, esthéticiennes... « *Ils examinent les produits à l'aune de 6 critères : la* ***formulation*** *(est-elle équilibrée ?), la* ***tolérance cutanée*** *(beaucoup d'ingrédients sont irritants), le* ***respect de la légalité****, le* ***principe de précaution*** *pour la peau et l'environnement,* ***l'efficacité*** *et le* ***ressenti*** *(côté sensoriel), et enfin le* ***rapport qualité/prix****. Certaines marques mettent tout dans le produit, si bien qu'il ne leur reste plus beaucoup de budget pour la communication ou la distribution. C'est un frein à leur développement. Ce sont ces marques-là que je souhaite valoriser dans mon guide* », explique-t-elle.

Le développement des marques de distributeurs

À force de contribuer aux marges des autres marques, les enseignes de distribution ont compris l'intérêt d'investir ce marché. Et ont souhaité ne pas passer à côté de leur part du gâteau. Séphora, Nocibé, Marionnaud ont donc créé leurs propres gammes. Et en toute logique, elles ont tendance à les mettre en avant, tout comme Carrefour privilégie dans les rayons et sur son site marchand ses propres produits. Sont-ils moins bons que les autres ? Nombreuses sont les clientes qui peuvent avoir des réserves, tout comme on peut se méfier d'une marque de distributeur pour un yaourt. Ce qui est certain, c'est que leurs produits sont soumis aux mêmes réglementations que les autres.

UNE PART RECHERCHE ET DÉVELOPPEMENT SURVALORISÉE DANS LE PRIX DES COSMÉTIQUES

Ne soyez pas dupes : la part « recherche-développement » ne représente qu'une part infinitésimale dans le coût d'un produit. Ce que l'on paye avant tout, c'est le marketing et le packaging. Et les marges bien sûr ! Sur certaines marques de luxe, elles peuvent aller jusqu'à 100 fois le coût du produit. Autrement dit, votre mixture coûte 100 fois plus cher que ce qu'elle coûte à fabriquer.

SAVOIR-FAIRE OU FAIRE-SAVOIR ?

JOURNALISTES, BLOGUEUSES, YOUTUBEUSES : RESTEZ CRITIQUE !

Les marques ont parfaitement compris que les consommatrices leur font beaucoup moins confiance à elles qu'à d'autres femmes. C'est ce qu'on appelle dans le jargon « l'UGC ». Rien à voir avec des salles de ciné, on désigne par là le « User Generated Content » c'est-à-dire le fait que la recommandation fonctionne bien mieux que le discours de marque. Les fabricants mettent donc leur ego de côté et réfléchissent à la façon de contrôler ce qu'on raconte sur leurs marques…

Elles ont parfaitement intégré à quel point les blogueuses et YouTubeuses pouvaient être prescriptrices. Peut-être même davantage encore que les journalistes. Rappelons que la désormais célèbre Enjoy Phoenix ne compte pas moins de 3 millions de fans sur sa page YouTube. Hora et de nombreuses autres lui emboîtent le pas. Ces jeunes femmes sont à la fois productrices, réalisatrices, un peu actrices à leur façon, mais avant tout femmes d'affaires. Et les marques sont prêtes à jouer le jeu !

Faut-il croire tout ce que disent les blogueuses ? Assurément pas ! En effet, dans la plupart des cas un article pour une marque est rémunéré à sa juste valeur. Mais cela, ces jeunes filles ne le précisent pas toujours sur leurs pages acidulées. Certaines toutefois ont l'honnêteté soit de dire du mal de certains produits, c'est le cas de Little Sweet Poison, avec sa rubrique « Crash test ». D'autres ont le mérite de ne parler que des produits qu'elles apprécient, même si elles sont rémunérées en échange. C'est le cas de Gabrielle Lartigue, qui a fondé le blog All & Co. Elle reconnaît que les blogueuses sont très sollicitées par les marques : « *Les partenariats peuvent prendre différentes formes, que ce soit de la rédaction d'articles, l'organisation de jeux-concours ou encore la participation à des événements pour faire découvrir la marque aux consommatrices* ». Elle confesse recevoir beaucoup de produits, même quand elle ne demande rien : « *Certaines marques ne peuvent pas envisager que nous ne parlions pas de leurs produits. Elles me relancent lourdement, mais même si on a pu parfois me proposer jusqu'à 800 euros pour un article, je préfère y renoncer si je n'aime pas le produit* ». Toutes les blogueuses n'ont pas cette même résistance face à l'appât du gain, mais pour sa part, elle ne rédige des articles que sur des produits qu'elle apprécie. « *Et quand je n'ai pas acheté moi-même les produits, mais qu'on me les a envoyés, je le précise aussi. Par mesure de transparence* », ajoute-t-elle.

Capucine Piot, fondatrice et éditrice du blog Babillages, reconnaît que son *business model* repose sur sa relation avec les marques, puisqu'il lui arrive de créer du contenu en marque blanche ou de vendre de l'espace aux marques. Il n'en demeure pas moins que, elle aussi, ne s'interdit pas de ne pas traiter d'un sujet si elle n'est pas convaincue. Ou même de dire du mal de certains produits. Et de citer la célèbre phrase de Beaumarchais, devenue la devise de Figaro : « *Sans la liberté de blâmer, il n'est pas d'éloge flatteur* ». Elle regarde donc, avec un certain scepticisme d'autres blogueuses « vendues », qui ne disent pas ce qu'elles pensent. C'est surtout le cas selon elle sur les blogs mode qui parlent de beauté. « *On peut faire du business de manière saine. Oui, j'ai déjà été blacklistée par une marque pendant 8 ans. Tant pis. Je préfère garder mes valeurs* », précise-t-elle.

Le pouvoir des blogueuses beauté est réel, à tel point que certaines consommatrices peuvent être tellement en admiration devant une « star du net », qu'elles en viennent à manquer de discernement. Et si on leur suggérait de se tartiner le visage avec de la pâte à glu, elles le feraient probablement. La preuve, fin 2015, Enjoy Phoenix a recommandé à ses fans un masque fait maison à base de cannelle. « *C'est l'un de mes ingrédients préférés en cuisine* », s'enthousiasmait la jeune femme, avant d'expliquer que l'épice a des « vertus antioxydantes, régénérantes et purifiantes ». Le problème, c'est que la cannelle est loin d'être inoffensive. De nombreuses adeptes de la blogueuse ont subi de graves brûlures, sans compter que c'est une plante allergisante. Naturel ne signifie pas sans danger !

LA BLOGOSPHÈRE SOUS INFLUENCE

Les 60 épisodes de la mini-série *T'as pas du gloss ?* diffusée sur YouTube ont été vus pas moins de... 22 millions de fois ! Avec en animatrice vedette la joyeuse Enjoy Phoenix (toujours elle) et l'émission a été réalisée par... Maybelline ! La preuve que les marques ne se cachent pas toujours derrière les blogueuses. La preuve aussi que le fait qu'elles soient aux commandes n'est en aucun cas dissuasif pour les internautes.

Si les blogueuses sont autant « convoitées » par les marques, c'est aussi parce qu'à l'inverse des journalistes, elles entretiennent avec leurs lectrices un lien de proximité en répondant à leurs mails, et en interagissant avec elles sur les réseaux sociaux. Mesdames, ne prenez pas pour argent comptant tout ce qu'on vous raconte ! Au début du phénomène, la démarche de certaines influenceuses était peut-être sincère, mais la plupart se sont laissées prendre à leur propre jeu.

Une célèbre marque française est devenu un cas d'école. En 2005, la marque a édité un blog, intitulé *Journal de ma peau*, animé par une certaine Claire. Sauf qu'en réalité, elle n'existait pas, et ce sont les équipes com et marketing qui produisaient des contenus élogieux. Mais la vérité finit toujours par éclater. Et le jour où cela arrive, la note peut être salée. Ce « fake » (comprenez « cette fausse initiative ») a entraîné la désaffection de plusieurs consommatrices, écœurées par le recours à cette blogueuse fictive.

L'ARPP (je rappelle qu'il s'agit de l'Autorité de régulation de la publicité) est très consciente du fait que blogueuses et Youtubeuses sont en réalité des façons détournées pour les marques de faire de la publicité déguisée. « *Nous travaillons beaucoup sur ces sujets et attirons l'attention des annonceurs sur les témoignages consommateurs qui s'apparentent à des publicités* », souligne Catherine Lenain, porte-parole de cette structure.

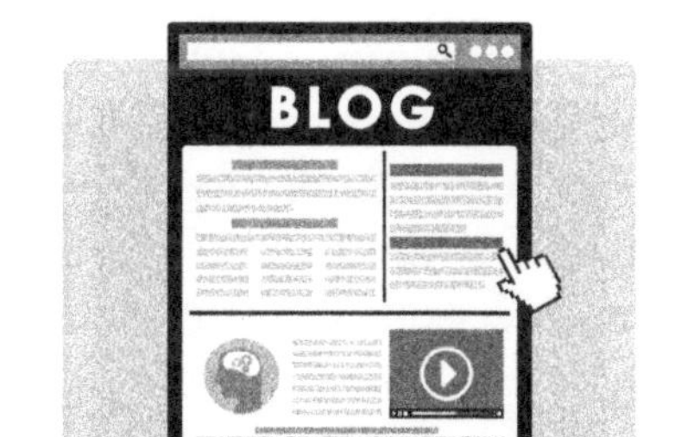

LA BEAUTÉ SUR LE WEB EN QUELQUES CHIFFRES

- 43 % des Françaises consultent des blogs ou regardent des vidéos de beauté. Cela conditionne beaucoup leurs actes d'achat (étude Birchbox/Octoly)
- 45 milliards. C'est le nombre de vidéos sur la beauté consultées chaque année sur YouTube
- ¼ des dépenses de communication de L'Oréal ont été dédiées à Internet l'an passé. Le groupe ne lésine pas sur l'envoi de produits à des blogueuses, massivement présentes sur Instagram ou Snapchat.

VRAIES INNOVATIONS OU SIMPLES GADGETS ?

A-t-on vraiment besoin de tout ça ?

Sérums, CC crèmes, crèmes contour des yeux… les industriels inventent régulièrement de nouveaux usages. Tous ces produits ont-ils un intérêt réel ? Ou le but est-il uniquement de vendre plusieurs produits au lieu d'un seul ? Concernant **les BB Crèmes** (Blemish Balm), elles présenteraient l'avantage de camoufler les imperfections. En réalité, les industriels n'ont rien inventé : ils ont juste ajouté certains actifs dans des crèmes hydratantes. Ce n'est ni plus ni moins qu'un bel effet marketing sur le thème « *vous êtes pressée, voilà un bon produit tout-en-un* ». Magique ? Pas si sûr, car comme souvent, à trop vouloir en faire, on fait tout mal. Comme le dit le proverbe, *qui trop embrasse mal étreint* ! Sans compter qu'un filtre solaire n'est pas tous les jours indispensables, tant s'en faut (voir p. 51) ! Il n'en demeure pas moins que face au succès de cet effet de style, ont débarqué **les CC Crèmes** (Couleur Control), axées sur la correction des rougeurs. Et même les DD Crèmes (pour Dermo Defense) censées protéger l'épiderme des UVA et UVB. À quand les EE, FF, GG... ?

Et les sérums ? On dit que les principes actifs ne tiennent pas dans une crème mais dans une émulsion plus liquide comme un sérum. Les crèmes, elles, joueraient davantage un rôle d'adjuvant. Ainsi, les sérums seraient beaucoup plus concentrés qu'une crème et contiendraient un grand nombre d'ingrédients. Soit. Il faudrait donc une pré-crème avant la crème. Mais aussi un produit spécifique pour les zones du visage où la peau est plus fine, comme autour des yeux. En réalité, il existe des alternatives plus naturelles et plus économiques. Par exemple pour stimuler la circulation sanguine autour des yeux, il suffit d'utiliser le bout de ses doigts afin de dégonfler les tissus. On nous recommande aussi un masque pour la zone T et un autre pour le reste du visage. À moins d'alterner un masque purifiant et un masque hydratant. Notre visage devient ainsi une mosaïque avec un produit spécifique pour chaque parcelle. Tout cela est-il bien utile ? Un temps laissé de côté car jugée trop chronophage, la pause « masque » fait pourtant son grand retour. D'autant qu'il existe des versions flash que l'on peut même poser dans l'avion pour avoir l'air fraîche en arrivant. Ou bien des *sleeping masks*, qui nous permettent de laisser la nuit faire son travail sans se soucier de rien. En quête d'innovation, les industriels ont aussi mis au point des *sheet masks*, qui prennent la forme de votre visage. La société d'étude anglaise NPD indique qu'en 2015, les ventes de masques ont augmenté de 22,8 % par rapport à l'année précédente.

Que dire **des gels censés faire pousser les cils ?** Pour ma part, je me suis fait avoir plusieurs fois sans jamais constater de résultats ! **Et les toniques**, ça sert vraiment à quelque chose ? Là aussi, il semblerait qu'il n'y ait pas de bonnes ou de mauvaises réponses. Tout dépend de la qualité du produit. Un usage trop récurrent peut toutefois contribuer à assécher la peau.

Ces dernières années, on a beaucoup parlé du *layering*, un concept qui nous vient du Japon. Cela consiste à utiliser plusieurs produits en superposition sur la peau.

La future tendance, ce sont **les crèmes antipollution**, là aussi tout droit venues d'Asie. Il faut dire que dans certaines villes, la pollution y est insupportable. Les marques proposent donc des ensembles d'actifs destinés à lutter contre les effets de l'âge liés à la pollution. Et présentés comme des avancées majeures. Le principe est simple : de tout petits boucliers empêchent la fixation des particules fines à la surface de la peau. Poudre aux yeux ou vraie innovation ? Là aussi, difficile de le dire !

Pour satisfaire des consommatrices toujours en attente de nouveautés, les marques rivalisent d'ingéniosité pour leur proposer des cosmétiques packagés différemment, certes, mais n'apportant pas toujours une réelle innovation dans le fond. Il ne peut s'agir au mieux que d'incrémentation, autrement dit, d'une légère amélioration d'une recette qu'on connaissait déjà !

De quoi notre peau a-t-elle vraiment besoin ? Tout simplement d'hydratation ! La mienne, la vôtre et toutes les autres ! On nous propose quantité de produits, alors qu'en réalité, c'est tout ce qu'il nous faut !

Inversement, j'ai souvent trouvé que certaines femmes avaient des peaux magnifiques, et en discutant avec elles, je me suis rendu compte qu'elles pratiquaient le minimum minimorum. À l'occasion de certains voyages, notamment en Asie, j'ai pu être frappée par l'éclat de certains visages qui n'avaient certainement jamais bénéficié de toutes nos crèmes. La peau a une capacité à se régénérer elle-même. Elle peut s'autohydrater, même quand on ne fait rien. Comme quoi, la nature est bien faite ! Selon Marcela Valoroso, quand nous avons la sensation que notre peau « tire », c'est parce qu'elle devient fainéante. « *La cosmétique est un complément, elle permet de stimuler les fibroblastes qui fabriquent naturellement le collagène* », observe-t-elle.

Soins et maquillage : vers une hybridation

De manière générale, l'innovation de ces dernières années concerne beaucoup l'hybridation entre cosmétiques et soin. Les produits « nouvelle génération » traitent et maquillent en même temps. Au-delà des BB crèmes évoquées plus haut, des mascaras nous promettent de nourrir et repulper le cil tout en le maquillant. Idem pour les rouges à lèvres, qui n'assèchent plus mais au contraire, hydratent tout en colorant nos bouches.

Le maquillage a également fait beaucoup de progrès en termes de texture. Il n'y a pas si longtemps, on ne pouvait s'appliquer un fond de teint sans avoir l'air de porter un masque. Quant aux personnes âgées, elles en étaient littéralement privées car le maquillage venait s'incruster dans leurs rides.

LES STARS : BONNES AMBASSADRICES MAIS MAUVAIS COBAYES

C'est bien connu, ce qui fait la réputation d'une marque, c'est souvent la réputation de celles qui la portent. Les somptueuses Jennifer Lawrence, Keira Knightley, Penelope Cruz ou encore Julia Roberts sont pour beaucoup dans l'aura des grandes marques du secteur (les seules d'ailleurs à pouvoir s'offrir leurs services).

Pas difficile de faire de sublimes photos quand on choisit les plus jolies femmes de la planète, les meilleurs photographes, les plus talentueux éclairagistes, les plus doués des maquilleurs, et les plus agiles des techniciens pour manipuler comme il se doit les logiciels de retouche. Ces femmes irréelles en font rêver des millions d'autres, mais les produits utilisés y sont-ils vraiment pour quelque chose ? Au-delà de tout le travail de mise en scène mentionné ci-dessus, n'ont-elles pas aussi recours à du botox et de l'acide hyaluronique à haute dose ?

OÙ FAUT-IL ACHETER SES COSMÉTIQUES ?

Parfumerie sélective, sites de grande distribution, salons de coiffure et spa, pharmacie, vente directe, Internet, magasins bio… les circuits de distribution sont nombreux. La FEBEA estime qu'un achat de produit cosmétique sur deux est réalisé dans une grande ou une moyenne surface. En 2015, 10 % des Français ont réalisé un achat cosmétique sur Internet. Attention aux produits contrefaits lesquels peuvent contenir des substances toxiques. On en trouve pléthore sur Internet, à des prix défiant parfois toute concurrence, mais avec des conséquences à bien mesurer.

Les grands réseaux de parfumerie

Dans les grands réseaux type Sephora, Marionnaud, Douglas ou Nocibé, une vendeuse ne peut souvent pas passer plus de 5 minutes avec chaque cliente, car il faut servir un maximum de personnes. Sachant qu'il y a en moyenne 20 000 produits disponibles en magasin, il est compliqué, pour ne pas dire impossible, à la fois de bien connaître les formules, mais aussi de prendre le temps de les expliquer. Ces « conseillères beauté » touchent parfois des commissions pour la vente de certains produits plutôt que d'autres, ce qui biaise évidemment toute objectivité.

Certaines marques ne sont pas distribuées en magasin, mais fonctionnent grâce à un système **de vente directe**, un peu sur le principe des fameuses boîtes Tupperware. Plutôt bien rémunérées, les vendeuses (ou « représentantes » ou « membres du réseau de vente ») vont directement à la rencontre des consommatrices. Elles sont généralement rémunérées en prenant un pourcentage déterminé du prix de vente du produit. Certaines marques leur imposent d'acheter des stocks importants de produits, d'autres fonctionnent de façon plus souple. Toutes misent sur le rapport de proximité avec les clientes.

La vente en pharmacie nous rassure

La vente de cosmétiques dans **les pharmacies** a fait un bond considérable. D'ailleurs, les corners réservés à la parapharmacie ont pris une place toujours plus importante, au point de constituer l'essentiel du chiffre d'affaires des officines. La parapharmacie est d'ailleurs sur le point de détrôner les parfumeries traditionnelles. Sur les rayons, on voit davantage de flacons aux fragrances variées, de baumes embellisseurs et de shampoings revitalisants, que d'analgésiques ou d'anxiolytiques. Il n'y a pas que la vente des produits de beauté qui grimpe en flèche, mais aussi celle des parfums. Pendant des années, on ne pouvait trouver que la marque Roger & Gallet. Un monopole qui n'a plus lieu d'être puisqu'on trouve bien d'autres flacons !

Si la vente de cosmétiques en pharmacie fonctionne bien, c'est parce que les femmes se sentent généralement « rassurées » en achetant leurs produits dans ces lieux qui symbolisent avant tout la santé. De plus, ils sont généralement plus accessibles qu'en parfumerie.
Pourtant, il est important de comprendre que ce n'est pas parce que ces cosmétiques sont vendus en pharmacie qu'ils sont forcément de qualité et inoffensifs.

On attribue plus de crédit à notre pharmacien qu'à une vendeuse en parfumerie. En réalité, leur connaissance des produits cosmétiques est très variable, et beaucoup n'y connaissent rigoureusement rien.

L'essor des réseaux sélectifs

Quelques initiatives ont vu le jour ces dernières années, initiées par des personnes qui avaient à cœur de ne proposer que des produits de qualité. Juliette Lévy a lancé Oh my cream. Elle explique sur son site Internet : « *Beauty-addict depuis toujours, lassée de voir éternellement les mêmes marques à chaque coin de rue, déçue de constater que les blogs et la presse regorgent de "it-produits" introuvables en France, et surtout fatiguée d'avoir à dépenser du temps et de l'argent pour enfin trouver des produits qui "marchent"… j'ai eu envie de créer un lieu qui fasse le tri, qui ne référence que la crème de la crème, et qui permette à toutes les femmes d'accéder à des produits qui ont fait leurs preuves !* »

Citons aussi le site Bazar Bio, fondé par Héléna Marino ; la première à avoir lancé un concept store en ligne entièrement dédié aux cosmétiques bio.

Les cabinets des médecins esthétiques et les instituts de beauté

Pour les marques, être distribué dans un cabinet de médecine esthétique ou dans un institut de beauté est une superbe opportunité. Pourquoi ? Car la clientèle est captive, exigeante, en demande de solutions et plutôt fortunée.

Mais ne soyez pas dupes. Le choix des produits proposés n'est pas toujours le reflet des convictions sincères de leurs propriétaires. Il arrive que ces derniers aient clairement un intérêt financier à vous en recommander certains plus que d'autres.

Finalement quel que soit le point de contact où l'on se trouve, on ne peut s'empêcher d'avoir un doute sur la façon dont ont été sélectionnés les produits qui nous sont proposés.

LE PARFUM OU L'UNIVERS DU RÊVE

« *Le marché des parfums est un marché très atomisé. Les marques de niche ont révolutionné le marché. Certaines marques comme l'Artisan Parfumeur, ou encore Annick Goutal, ont remis la création sur le devant de la scène. Beaucoup de grands groupes ont investi dans ces marques de niche* », explique Olivier Aron, fondateur de Rosae et professeur de marketing à l'école du parfum. Et de citer L'Oréal et sa reprise de l'Atelier Cologne, Estée Lauder et sa mainmise sur Jo Malone ou encore l'exemple de Shisheido avec Serge Lutens. « *On note 10 % d'augmentation des ventes sur les parfums à plus de 100 euros* », confirme Olivier Aron.

Les prix du parfum ont bondi. Pourtant, même les plus grands parfumeurs utilisent en majorité des parfums de synthèse. Très clairement, ce qui coûte le plus cher dans un parfum classique, ce ne sont ni les matières premières ni l'élaboration, mais l'« image ». Vous l'aurez constaté : ces produits sont très bien marketés, avec des campagnes de publicité faisant souvent intervenir de grandes stars aux cachets faramineux. De même, l'emballage des parfums est beaucoup monté en gamme : gaufrage sur les boîtes en carton, dorures, bouchons plus lourds… tout cela a un coût, lequel se répercute sur le prix.

DES INGRÉDIENTS INATTENDUS DANS LES PARFUMS !

Les muscs animaux ont été interdits car susceptibles d'entraîner la mort de l'animal. Mais qu'est-ce au juste qu'un **musc animal** ? Saviez-vous que cette sécrétion odorante provient en réalité d'une glande abdominale, située sous la peau, entre le nombril et le pénis du chevrotin porte-musc mâle ? On trouve cet animal en Asie. Cette substance lui sert à attirer les femelles. Exploitée depuis des siècles dans l'univers de la parfumerie, elle a été interdite par l'IFRA (International Fragrance Research Association) pour préserver cette espèce. Les muscs de synthèse ont été très décriés pour leur potentielle dangerosité.
Autre animal régulièrement utilisé pour ses sécrétions odorantes : le **castor**. Il produit une substance huileuse, le castoréum, grâce à des glandes spécifiques situées près du pénis et de l'anus. Naturel peut-être, mais pas franchement onirique !

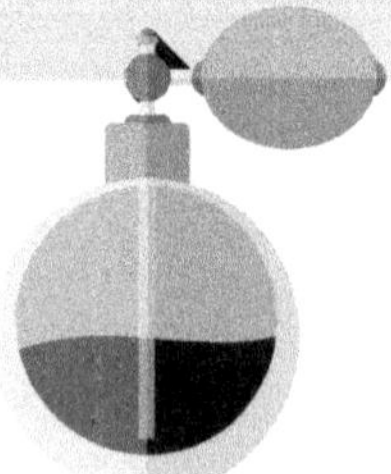

ALORS AU FINAL, QUELS COSMÉTIQUES CHOISIR ?

VIVE LA SLOW COSMÉTIQUE !

Après la « slow food », qui incite à manger des produits de meilleure qualité et moins industriels, la « slow cosmétique » nous invite à regarder les étiquettes, à ne pas superposer plus de deux produits sur la peau, et à choisir ceux qui sont les plus naturels. Le but : limiter l'exposition aux produits chimiques, dont certains sont des perturbateurs endocriniens, et éviter les allergies. La slow cosmétique prône le recours au savon noir et aux huiles végétales pour éviter les parfums de synthèse industriels.

Julien Kaibeck, fondateur du label, est la figure de proue de ce mouvement. Il nous incite, à, selon ses propres termes « *reprendre le pouvoir dans la salle de bains* ». Autrement dit, à nous libérer des diktats marketing et à opter pour des solutions moins sophistiquées.

**CONSEILS PRATIQUES
POUR CONSERVER VOS COSMÉTIQUES**

- Mieux vaut penser à noter sur son produit la date à laquelle on a commencé à l'utiliser, car on a tôt fait d'oublier. Notez aussi la date de péremption après ouverture visible en petit sur l'emballage dans un picto en forme de pot ouvert. En général, c'est entre 6 et 12 mois.
- Si en ouvrant votre produit, ou avant la période mentionnée comme étant la date limite, vous constatez que l'aspect de votre produit n'est pas homogène, ou bien que sa couleur ou son odeur sont suspectes, ne vous entêtez pas. Jetez-le ! Il est certes tentant de réutiliser sa crème solaire d'une année sur l'autre, pour éviter des frais supplémentaires, mais mieux vaut éviter. Elle risquerait de n'être plus efficace.

TOUT SAVOIR SUR LA CONSERVATION DES COSMÉTIQUES EN 5 QUESTIONS-RÉPONSES

Si on se soucie de la conservation de ses produits alimentaires, en revanche, la question de la préservation de nos produits cosmétiques ne nous inquiète pas assez. Elle devrait…

1. La durée de vie du produit est-elle écrite sur les produits ?

En réalité, il existe deux mentions possibles sur les emballages : la **DLUO** (la Date Limite d'Utilisation Optimale) et la PAO (Période Après Ouverture).

La **DLUO** doit obligatoirement être inscrite si le produit a une durée limite d'utilisation de moins de 30 mois. Vous verrez apparaître la mention « À utiliser de préférence avant le » suivie d'une date. Il est important de savoir que, passé cette date, le produit sera périmé même si vous ne l'avez pas ouvert. À noter aussi : **il n'est pas illégal de vendre des produits dont la DLUO est proche ou dépassée. D'où l'intérêt de bien lire les étiquettes avant d'acheter**. S'il est utilisé quand même, le produit ne sera pas nécessairement dangereux pour la santé, mais risque en revanche d'être moins efficace et moins agréable d'usage (altération du parfum…).

La **PAO** figure sur un produit dès lors qu'il a une durée limite d'utilisation supérieure à 30 mois. Si le fabricant est tenu d'apposer cette information depuis mars 2005, il n'a en revanche aucune obligation d'indiquer une date limite d'utilisation. Pour connaître la PAO, il faut trouver le petit logo en forme de pot de crème sur l'emballage. On y voit un chiffre et une lettre, le « M ». Cela indique le nombre de mois après ouverture pendant lesquels on peut utiliser ce produit.

2. Faut-il conserver ses cosmétiques au frais ?

Pour une majorité de produits, ce n'est pas indispensable, mais l'effet est généralement optimisé quand les produits sont maintenus au frais. Sans compter une agréable sensation de fraîcheur. Un gel pour le contour des yeux par exemple sera beaucoup plus décongestionnant s'il est froid.

De la même façon, les eaux florales (ou hydrolats) se conservent mieux au réfrigérateur car le froid arrête la dégradation de la matière naturelle. Tout comme le gel d'aloe vera et les huiles végétales fragiles. Veillez tout de même à informer votre entourage pour éviter de malencontreuses confusions !

3. Est-il vrai que les écarts de température sont à proscrire ?

Oui. Les cosmétiques supportent mal le passage du chaud au froid. Évitez donc de les mettre au réfrigérateur, puis dans le placard de la salle de bains. Ou de les réutiliser après les avoir trimballés dans une valise sous un soleil de plomb. À savoir aussi : les expositions directes à la lumière ne sont pas très compatibles avec la conservation, a fortiori lorsque l'emballage est transparent. Évitez également les endroits humides qui favorisent la prolifération des moisissures et des bactéries (par exemple l'étagère sous l'évier).

4. Combien de temps en moyenne peut-on conserver un produit après ouverture ?

C'est très variable selon les produits. En moyenne :

Crèmes de jour ou de nuit	entre 6 mois et 1 an selon les produits
Eyeliner et mascara	6 mois environ
Fond de teint	12 mois (s'il est à base d'eau), 18 mois (s'il est à base d'huile)
Lait démaquillant, lait corporel	12 mois environ
Rouge à lèvres et crayon contour des lèvres	environ 15 mois
Vernis à ongles	jusqu'à 2 ans
Blush, fard, ombre à paupières	2 ans

5. Certains produits sont-ils plus vulnérables en termes de conservation ?

Oui. Les produits à base aqueuse comme les laits pour le corps, les crèmes, les shampoings, les gels douche… s'altèrent facilement. Inversement, les produits à base d'alcool (déodorants, parfums, laques, vernis) sont plus résistants. Tout comme les produits solides (rouges à lèvres, crayons…).

PRÉFÉREZ LE VERRE ET LES POMPES !

Dans le secteur de l'alimentation, des tests sont réalisés pour évaluer l'éventuelle migration des contenants dans les contenus. Les fabricants doivent respecter des seuils définis par la réglementation européenne. En revanche, dans l'univers de la cosmétique, rien de tout cela ! Les matières plastiques peuvent donc aisément se retrouver dans les produits et pénétrer la peau, d'autant que les produits gras (comme c'est le cas des crèmes) favorisent cette migration.

Les dérèglements endocriniens sont souvent liés au fait que nous ingérons trop de plastique. Personnellement, j'opte préférentiellement pour les contenants en verre, surtout pour les produits non rincés. C'est le cas des crèmes de la marque Lull (sachant que ces dernières présentent aussi le mérite de ne pas être composées à base de silicones).

Les tubes en plastique sont moins problématiques dès lors qu'ils contiennent des produits qui se rincent, comme des nettoyants. « *Le verre est connu pour être un matériau inerte ; il assure une excellente protection aux compositions ; nous utilisons du verre teinté qui protège les produits d'une altération éventuelle liée à la lumière* », explique Françoise Kessler, responsable du marketing chez Weleda. Pour d'autres produits, la marque utilise des tubes en aluminium, lesquels présentent l'avantage d'empêcher le retour d'air dans le tube et assurent une protection efficace. « *Pour les contenants en plastique, il y a différentes qualités de matériau disponibles ; nous utilisons du PET (polyethylene terephthalate) qui est également un matériau inerte. Pour tous nos produits, quel que soit le contenant, nous procédons systématiquement à des tests de migration et de stabilité pour assurer la parfaite qualité de nos formules* », ajoute-t-elle.

De nombreux fabricants conditionnent leurs crèmes dans de gros pots. Le problème, c'est qu'on plonge allègrement nos doigts dedans, et ces derniers sont pleins de bactéries, si bien que ce n'est pas très hygiénique. De même, l'air ambiant est également contaminé. D'où le succès des systèmes *airless* (c'est-à-dire sans air). Un système ingénieux, si ce n'est que la pompe ou le piston sont là aussi souvent en plastique, si bien que se pose de nouveau la question de la possible migration dans les crèmes. Personne n'a encore réussi à faire de l'*airless* en verre. Des alternatives intéressantes se sont développées, comme les pompes commercialisées par le groupe Aptar par exemple. Certes les membranes à l'intérieur des pompes sont également en plastique, mais cette partie du packaging subit moins les variations de chaleur (elle est isolée) et le produit reste très peu longtemps au contact du plastique (de 12 heures à 24 heures max) contre des mois, voire des années pour un emballage traditionnel.

RIEN NE REMPLACE UNE ALIMENTATION SAINE ET UNE BONNE HYGIÈNE DE VIE

Cela peut sembler très trivial, pourtant, le meilleur des traitements, c'est l'hygiène de vie. Avez-vous observé comme votre peau est plus belle quand vous avez bien dormi ? Ou comme une alimentation trop grasse déclenche boutons et autres pustules ? Et comme les personnes les plus angoissées ou sous pression ont des cheveux blancs avant l'heure ?
Boire beaucoup d'eau, faire du sport, dormir, prendre le temps de respirer, chasser le stress… autant d'attitudes qui favorisent la santé de votre peau. L'environnement, le style de vie, l'alimentation, les cycles du sommeil ont d'énormes répercussions sur notre peau. Le plus incroyable, c'est qu'on dit que ces phénomènes dits « épigénétiques » persistent au fil des générations. Pour simplifier, notre mode de vie aurait des répercussions sur les caractéristiques de nos enfants. Et de leurs propres enfants. De quoi aiguiser notre sens des responsabilités et nous faire réfléchir !

LES HUILES VÉGÉTALES ET LES HUILES ESSENTIELLES : NOS AMIES ?

Nous avons eu l'occasion d'aborder les huiles minérales dans les pages précédentes de ce livre. Ces huiles sont issues par distillation du pétrole, de la houille ou de certains schistes. Leurs propriétés hydratantes sont très efficaces c'est pourquoi elles sont très utilisées en cosmétique mais aussi très décriées comme nous l'avons vu.

Elles n'ont rien à voir avec les huiles végétales et les huiles essentielles, lesquelles sont issues des plantes. Et sont présentées comme très vertueuses pour la peau.

Une huile végétale est un corps gras extrait d'une plante oléagineuse, autrement dit, dont les graines ou les fruits contiennent des lipides. Comme le rappelle Marc Follmer, pharmacien au sein des laboratoires Weleda, « *on distingue les huiles favorables à la régénération cellulaire (comme le sésame ou le macadamia…), les huiles émollientes (jojoba, amande douce…) ou encore celles qui ont des vertus antioxydantes (onagre, bourrache, argan…)* ». Chaque huile a donc ses propres vertus. Elles peuvent être utilisées brutes ou incorporées dans d'autres produits, comme des crèmes de douche par exemple, car elles permettent de préserver le film hydrolipidique de la peau, lequel a tendance à s'appauvrir avec l'eau. D'où viennent les huiles végétales ? La plupart des marques achètent leurs matières premières. Rares sont celles qui ont leurs propres cultures. C'est le cas de Weleda, qui, pour s'assurer de la provenance des plantes utilisées pour ses produits, possède ses propres plantations. Au total pas moins de 25 ha de jardins, dont 2 en France et 23 en Allemagne. Dans le monde, plus de 200 ha de plantes sont cultivés en bio ou biodynamie.

8 CHOSES À SAVOIR SUR LES HUILES VÉGÉTALES

1. **Naturel, ce corps gras peut suffire à lui-même** en tant que cosmétique parce que ses propriétés sont multiples ;
2. **Les huiles végétales peuvent être mélangées entre elles** ;
3. **Elles sont recommandées aussi bien pour les peaux sèches que pour les peaux grasses ;**
4. **Elles sont beaucoup moins comédogènes** que les huiles minérales ;
5. **Le rendement** des plantes oléagineuses dont sont issues les huiles végétales est très **limité**. Si le pressage des noisettes ou des olives peut être assez généreux, en revanche, c'est moins le cas pour les pépins de raisin ou le framboisier.
6. **Certains macérats huileux ne sont pas issus directement des plantes**, mais sont le produit **d'une macération** de plante non oléagineuse (calendula, rose, millepertuis...) **dans de l'huile végétale.**
7. **Il peut exister des risques de réactions allergènes**, notamment pour les personnes allergiques à certains corps gras (soja, arachide, etc.).
8. **Sachez choisir les huiles végétales les plus adaptées à votre peau** : le jojoba ou le sésame pour les peaux mixtes à grasse, l'huile d'avocat ou d'onagre pour les peaux sèches, l'huile de coco pour les peaux à imperfections ou l'huile d'argan pour les peaux matures.

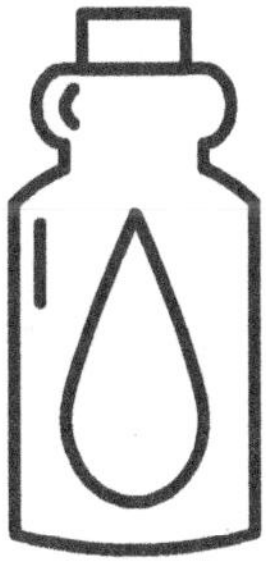

Et les huiles essentielles ? Elles servent à parfumer, à conserver, à soigner, ou à embellir, mais n'ont d'huile que le nom, car elles ne contiennent pas de lipides. « *L'huile essentielle est la quintessence d'une huile aromatique. Elle est un concentré de molécules odoriférantes et volatiles, obtenues par distillation à la vapeur d'eau d'une plante qui sécrète une essence aromatique. Ainsi, la lavande donne une huile essentielle lorsqu'on la distille à la*

vapeur d'eau », explique Julien Kaibeck, dans son livre dédié aux huiles végétales (Leduc. s éditions). Il rappelle que l'aromathérapie utilise les huiles essentielles pour la santé, comme pour la beauté. Dans la mesure où elles sont très concentrées, il faut les utiliser avec modération car elles peuvent s'avérer toxiques.

Marc Follmer, DG de la marque Weleda, recommande de bien étudier la provenance des huiles essentielles utilisées : « *Quand elles sont naturelles et bio, c'est idéal. Mais cela coûte cher. Pour faire une huile essentielle de rose par exemple, il faut des milliers de pétales de rose. C'est pourquoi bon nombre de fabricants produisent des huiles essentielles de synthèse, autrement dit imitées chimiquement* ». Pire : certains sont très doués pour falsifier des substances. *« Chez Weleda, nous disposons d'une équipe de dix personnes, dédiées au contrôle de ces huiles. Une analyse dite chirale, associée à la chromatographie gazeuse elle-même associée à la spectrophotométrie de masse, permet de vérifier la naturalité et la pureté de l'huile essentielle. Nous renvoyons celles qui ne nous paraissent pas conformes. Et la plupart du temps, nous allons directement chez le producteur* », détaille-t-il.

Isabelle Pacchioni, cofondatrice du laboratoire Puressentiel, détaille les multiples vertus des huiles essentielles, d'autant qu'une même huile peut contenir entre une centaine ou plus d'un millier de molécules aromatiques. *« Les huiles essentielles sont dites lipophiles, elles ont une affinité toute particulière avec les corps gras. La peau étant constituée d'un film protecteur hydrolipidique (eau + lipides), elles pénètrent facilement et rapidement à travers la peau pour rejoindre la circulation générale* », explique-t-elle. Selon elle, ce sont aussi de très petites molécules volatiles, parfaitement adaptées pour pénétrer les barrières physiologiques. « *Sur le segment cosmétique, elles sont par exemple utilisées pour lutter contre la cellulite, citons parmi tant d'autres l'huile essentielle de cèdre de l'Atlas aux vertus lipolytique, tonique veineuse et lymphatique. Régénérantes et astringentes, elles lissent les rides et raffermissent la peau. Enfin, bon nombre d'entre elles, peuvent être utilisées contre la chute de cheveux, c'est le cas des huiles essentielles de Laurier noble ou de Gingembre frais par exemple* ». À noter, le marché de l'aromathérapie est en perpétuelle croissance. Plus 10 % sur l'année 2016 !

5 INGRÉDIENTS AMIS DE VOTRE PEAU

1. Les corps gras naturels (huiles végétales, cires et beurres végétaux). Ils permettent de rendre les cosmétiques hydratants, nourrissants et protecteurs pour la peau.
2. Les acides de fruits : on les trouve à l'état brut dans la nature, et il en existe aussi des versions de synthèse. Ils permettent d'accélérer le renouvellement cellulaire en éliminant les cellules mortes pour laisser place à une peau plus éclatante.
3. Les huiles essentielles : dès lors qu'elles sont bien tolérées par la peau, et utilisées intelligemment.
4. On observe une tendance au retour aux sources, avec des produits comme le **lait d'ânesse**, déjà utilisé à l'époque de Cléopâtre. Sa composition est très proche de celle du lait maternel et possède des vertus nutritionnelles et dermatologiques très prisées. Le lait d'ânesse possède des acides gras essentiels et des actifs toniques. Il est riche en vitamines et en oligo-éléments (calcium, magnésium, phosphore, sodium, fer et zinc). Il est particulièrement recommandé dans les cas de psoriasis et d'eczéma, ainsi que pour les peaux très sèches ou très matures.
5. Les vitamines existent elles aussi à la fois à l'état brut et en version « chimique ». **La vitamine A est régénérante, la vitamine C** efficace contre les taches, et la **vitamine E** joue un rôle d'antioxydant en luttant contre l'action des radicaux libres.

FAIRE SES COSMÉTIQUES SOI-MÊME : UNE BONNE IDÉE ?

Face aux discours anxiogènes sur la dangerosité de certaines substances et aux tarifs élevés des cosmétiques, de plus en plus de consommatrices achètent leurs ingrédients pour concocter elles-mêmes leurs propres produits.

On observe une véritable tendance au *do it yourself* (« Fais-le toi-même » en anglais). Des milliers de blogs proposent des recettes diverses et variées, dans le cadre desquelles il faut mélanger des protéines de riz, de la poudre de bardane, des plantes ayurvédiques, avec un peu d'hydrolats, de la glycérine… et bien d'autres choses encore. Toutes ces substances naturelles font rêver de par leur consonance très naturelle et de par une aspiration saine et légitime à savoir ce qu'on applique sur sa peau ou ses cheveux. Est-ce pour autant une bonne chose de s'engager dans cette voie ?

« *Une allergologue ne peut pas penser du bien de ces produits maison. Ils sont pleins d'allergènes. Le blanc d'œuf, par exemple, est une substance potentiellement urticante* », explique Sophie Silcret Grieu. Laurence Coiffard, cosmétologue, s'indispose, elle aussi, de cette mode qu'elle juge bien plus dangereuse que ce qu'on peut reprocher à certains produits. « *Si une personne dose mal un ingrédient, la mixture obtenue peut être corrosive pour sa peau, car les huiles essentielles peuvent s'avérer très dangereuses* », explique-t-elle. De plus, rien ne garantit que les ustensiles utilisés soient bien stériles, et ils le sont évidemment bien moins que dans une salle blanche aseptisée (dans laquelle charlotte et masques sont de rigueur). Il convient donc, si l'on prépare sa propre mixture, d'être particulièrement vigilant pour éviter la contamination par des microbes. Autre difficulté : en théorie, il faudrait chauffer l'eau à une certaine température, savoir distinguer les substances liposolubles et hydrosolubles…, ce qui n'est pas évident. Par ailleurs, la texture n'est jamais aussi fluide et pénétrante qu'une crème « professionnelle ».

7 HABITUDES À ÉCARTER POUR AVOIR UNE BELLE PEAU

- le tabac,
- l'exposition prolongée au soleil,
- les situations de stress,
- les antidépresseurs,
- le manque de sommeil,
- l'alimentation déséquilibrée,
- les gommages excessifs et abrasifs.

Ce qu'il y a de plus problématique, c'est qu'un revendeur n'a pas forcément le réflexe de contrôler les matières premières cosmétiques qu'il importe du monde entier. C'est du moins ce que révèle l'émission *Tout compte fait,* diffusée sur France 2 en octobre 2016. « *Elles ont fait des milliers de kilomètres. Dans quelles conditions ? Nul ne le sait. Il y a un vide juridique sur les cosmétiques "maison", qui échappent à la réglementation* », confirme Laurence Coiffard. Et de rappeler qu'en 2014, on avait retrouvé de l'arsenic dans plusieurs lots d'argile verte… Le reportage diffusé dans l'émission *Tout compte fait* mettait en cause les marques distribuant des produits certes naturels, mais pas contrôlés. À commencer par un site de vente en ligne qui a fait fortune avec ce concept. Son chiffre d'affaires bondit chaque année de plus de 40 %. et le nombre de visites s'élève à 2,5 millions chaque mois.

Enfin, si l'on s'attache à l'aspect prix, il n'est pas certain que le « fait maison » soit meilleur marché, car mis bout à bout, la totalité des ingrédients commence à chiffrer. Pour ma part, afin de tenter de fabriquer mes mixtures, j'ai acheté quantité d'huile de noyau d'abricot, ylang-ylang, poudre de bardane, tea tree, rhassoul... dont je ne sais pas très bien me servir, qui encombrent mon armoire, et qui, si on les additionne, ne sont finalement pas si économiques. J'ai d'ailleurs fini par abandonner. De plus, comme le temps de conservation est court, il faut recommencer régulièrement sa préparation, si bien qu'on utilise beaucoup de produits. Il n'en demeure pas moins que le phénomène d'apprenti sorcier connaît un tel engouement que des marques traditionnelles semblent vouloir s'engouffrer dans la brèche.

Coralie Roix est à l'origine du blog PepperMint Beauty qu'elle a lancé en février 2014. Elle s'est spécialisée sur la niche de la cosmétique bio et a très vite compris que ses lectrices étaient particulièrement intéressées par les cosmétiques maison. Elle est favorable à l'idée de concevoir ses propres produits, mais émet néanmoins des réserves. « *Je suis très opposée aux recettes de crèmes solaires car selon moi, un SPF doit impérativement être analysé en laboratoire. De la même façon, il y a un risque de taches avec les huiles essentielles les plus photosensibilisantes, notamment celles issues de la famille des agrumes* ». Elle reconnaît donc que le bio n'est pas sans danger, ce qui ne l'empêche pas d'être une adepte inconditionnelle.

Inconvénients et avantages des cosmétiques faits maison	
Les inconvénients	**Les avantages**
Risque de mal doser	Plus économique qu'un produit conventionnel (enfin tout dépend de ce qu'on y met)
Risque de bactéries	On sait ce qu'on applique sur sa peau et moindre risque de toxicité
Long à réaliser	Ludique pour certaines
Aucun moyen de contrôler la qualité des matières premières	Moindre impact écologique sur l'environnement
Ne se conserve pas	Réponse personnalisée à un besoin de la peau/ des cheveux.

6 RECOMMANDATIONS POUR FABRIQUER SES COSMÉTIQUES

Si vous choisissez tout de même de tenter de concocter vos propres produits, voici 6 recommandations :

1. des ustensiles stériles
2. des serviettes propres pour les égoutter après lavage
3. des mains et des ongles propres
4. un respect scrupuleux des dosages suggérés (surtout pour les HE).
5. fabriquez de préférence votre produit dans le contenant final, pour éviter les transvasements
6. préparez de petites quantités compte tenu des faibles délais de conservation

PAS DE VÉRITÉ DANS L'ABSOLU, MAIS UNE VÉRITÉ POUR CHACUN(E)

PAS UNE CONSOMMATRICE MAIS DES CONSOMMATRICES

Les acteurs du marché ont parfaitement intégré (ce qui n'a pas toujours été le cas) qu'il n'y avait pas une consommatrice, mais DES consommatrices.

Il y a les fidèles à une marque, et celles qui adorent essayer de nouveaux produits. Puis celles qui sont avant tout en recherche de sensorialité. Pour elles, la crème est avant tout un moment de plaisir. Peu importe ce qu'il y a dedans. Pour certaines de ces femmes, la dimension émotionnelle joue un rôle déterminant. C'est ce qui les pousse parfois à des achats qui dépassent le rationnel, comme c'est le cas pour certaines crèmes qui dépassent parfois les 460 euros par pot. « *Les drivers de l'acte d'achat sont le statut et l'autogratification, autrement dit, l'idée que l'on mérite bien cela* », observe Nathalie Ternisien, co directrice au sein de Brain Value, un cabinet d'études et de recherches en marketing. Elle dirige le pôle beauté, féminité et luxe. « *Parce que je le vaux bien* », dirait L'Oréal.

Viennent ensuite les femmes qui se laissent séduire par le « médi-cosmétique ». Pour elles, les soins doivent s'apparenter à des médicaments. Elles sont rassurées par des packagings sobres, sur lesquels figurent des déclarations scientifiques (qu'elles ne comprennent d'ailleurs pas toujours). Peu importe la dimension sensorielle, pourvu que le produit donne le sentiment de « soigner ».

D'autres sont attirées par l'innovation et l'aspect technologiques. Enfin, certaines femmes, parmi lesquelles figurent beaucoup de « millenials » (génération née après 1980) sont avant tout des consommatrices « éthiques » et responsables. Elles veulent séparer « le mauvais du bon » et optent pour la slow cosmétique. Les jeunes femmes seraient, pour une grande partie d'entre elles, plus indifférentes que leurs aînées à la sensorialité mais en attente de produits sans substances toxiques…

D'autres, enfin, reconnaissent être malgré elles influencées par l'envie de ressembler à telle ou telle égérie, placardée sur des affiches XXL dans toutes les villes du monde. Associées à des spots multidiffusés en boucle sur des chaînes télé ou via le web, elles ont un effet de « martelage » en vertu duquel on se dit que « *puisqu'on en parle autant, c'est que ça doit être bien* ». Une association d'idées très humaine, mais fort hasardeuse.

Notons toutefois que beaucoup confirment que la qualité d'une crème est très difficile à évaluer, car bien évidemment les résultats ne sont jamais « spectaculaires ». De plus, la consommatrice a du mal à attribuer le mérite d'un résultat à une marque, d'une part car d'autres paramètres entrent en ligne de compte (fatigue ou vacances, stress ou période plus calme…), et d'autre part, car il n'est pas rare d'utiliser plusieurs crèmes simultanément.

5 TYPES DE COSMÉTIQUE, 5 PROFILS DE CONSOMMATRICES

Le secteur des cosmétiques se divise en plusieurs catégories, qui répondent précisément à ces différentes attentes ou besoins :

- **les produits conventionnels.** Ils tiennent toujours le haut du pavé. Pour répondre au goût pour la nouveauté exprimé par beaucoup de consommatrices, certaines marques optent pour de perpétuels lancements, quitte à ne changer que peu de choses par rapport aux précédentes versions ;
- **les produits « bio ».** Ils sont bel et bien parvenus à s'imposer. Tout un chapitre leur est consacré ;
- **les produits « cosméceutiques »,** intermédiaires entre la cosmétique et la pharmacie ;
- **les produits « techno ».** Ils s'appuient sur des machines et se développent de plus en plus (IOMA, Nuskin, LinkedBeauty, Romy, certains protocoles Carita...). La fameuse GenY (Génération Y née entre 1970 et 1990) semble particulièrement adepte de ces technologies ;
- Enfin, **les produits « ethniques »** se sont considérablement développés, surtout sur des marchés comme les États-Unis, où la proportion de femmes afro-américaines, asiatiques, hispaniques... est très importante.

LA COSMÉTIQUE ETHNIQUE

Qu'entend-on par « cosmétique ethnique » ? Il s'agit tout simplement, pour les marques, de **s'adapter aux caractéristiques des différents types de peaux.** En effet, selon qu'elles sont asiatiques, africaines ou caucasiennes, les femmes n'ont pas la même épaisseur de peau ni la même sensibilité. Certaines ont des peaux à tendance sèche, d'autres plus grasses. Et à l'intérieur même de ces groupes, il existe de nombreuses variantes.

En France, ce n'est qu'à partir de 2010 que le marché de la « beauté noire » commence sa mutation. Lupita Nyong'o, Rihanna ou encore Sonia Rolland sont devenues les égéries, respectivement, de Lancôme, Mac ou Mixa. Côté public, **certaines s'indignent d'une « récupération » des caractéristiques ethniques à des fins mercantiles**, d'autres, à l'inverse, se réjouissent que l'on s'intéresse enfin à elles. Jusqu'à présent, on ne trouvait des produits adaptés pour ces femmes que dans des réseaux sélectifs, désormais, les grandes et moyennes surfaces offrent des corners dédiés aux femmes noires, asiatiques ou métissées.

Selon l'institut Kline & Company, la proportion de femmes membres des « minorités ethniques » (afro-américaines, asiatiques, hispaniques ou métis) est de plus en plus importante aux États-Unis. Elles devraient devenir majoritaires autour de 2040. D'où l'intérêt des marques pour ces clientes, réputées dépensières en matière de produits de beauté. L'Oréal s'est positionné sur ce créneau de la beauté ethnique, tout comme Schwarzkopf, qui lance cette année la marque Smooth'N Shine, entièrement dédiée aux cheveux afro-caribéens. Il faut bien reconnaître en effet que les capillaires sont un segment particulièrement important pour ce public. Plus de 80 % des consommateurs afro-caribéens estiment avoir des besoins spécifiques en la matière, avec des cheveux difficiles à dompter. Dop, Franck Provost et bien d'autres marques se sont donc engouffrées sur ce marché prometteur.

ET LE SEGMENT « HOMME » DANS TOUT ÇA ?

Présenter un prix abordable est nécessaire pour séduire une clientèle masculine peu portée sur l'usage des cosmétiques. Dans de nombreux pays du monde, le marché de la cosmétique pour hommes plafonne entre 6 et 7 %. Il est certes en croissance, mais moins exponentiel qu'espéré. Pourquoi ? Car beaucoup font encore de la résistance, et considèrent que c'est un marché réservé aux femmes. Les jeunes hommes notamment sont moins préoccupés que les filles de leur âge par d'éventuels problèmes d'acné. Quant aux hommes un peu âgés, ils sont souvent réfractaires. C'est plutôt la tranche d'âge intermédiaire qui semble un peu plus concernée.

Autre raison pour laquelle ce segment ne décolle pas vraiment : une fois sensibilisés à l'usage, nombreux sont les hommes qui utilisent les mêmes produits que les femmes. Qu'ils l'assument, ou pas ! Si la peau des hommes est généralement plus épaisse et sécrète un peu plus de sébum, ses besoins fondamentaux restent les mêmes. Nombreux sont ceux qui confient utiliser des produits pour femmes, qu'ils les achètent directement, ou les empruntent plus ou moins discrètement à leur entourage féminin.

Il n'en demeure pas moins que l'on observe une profonde mutation des comportements masculins vis-à-vis des soins de beauté. Surtout entre 30 et 60 ans. Les hommes sont devenus plus soucieux de leur silhouette et de leurs rides, ce qui a contribué à une explosion des cosmétiques masculins dans les années 2000. Mais ce marché demeure encore relativement faible et constant. Les marques ont développé des gammes et des protocoles adaptés, car l'un des principaux freins des hommes était de considérer que c'était une démarche de femme.

Ils ne sont désormais plus cantonnés aux seuls après-rasages, mais commencent à investir dans des crèmes hydratantes, des contours des yeux, des toniques… Sur ce marché, on ne parle pas tant de « beauté », afin de ne pas faire fuir ces messieurs, mais de *grooming.* Parce qu'il fait plus « mâle », ce terme fait moins mal (à l'ego). Cette expression désigne en vrac le fait de savoir tailler sa barbe, de s'appliquer les bons soins (exfoliants pour le visage, produits contre la chute des cheveux…) ou encore de se passer sur le visage une serviette chaude avant le rasage… Bref, autant de rituels popularisés par des hommes qui aiment prendre soin d'eux, tels Ryan Reynolds, Romain Duris, Tom Ford et quelques autres. Nathalie Ternisien, DG de Brain Value estime que l'échec des tentatives menées jusqu'alors pour s'adresser aux hommes s'explique en partie par le fait qu'on n'a pas su leur parler. « *Il faut inventer une nouvelle sémantique. Or les marques ont commis des erreurs en voulant calquer le marché du féminin sur celui du masculin. Les hommes ne s'y retrouvent pas. Des sommes folles ont été investies quasiment*

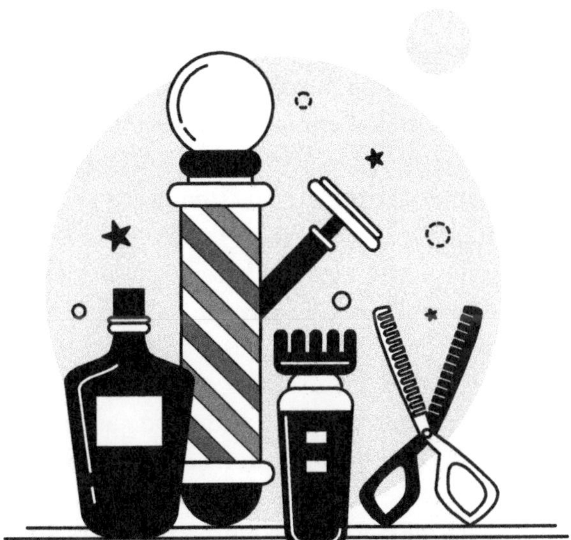

pour rien », explique-t-elle. Certaines marques ont pensé qu'il fallait ajouter « pour homme » ou *for men* sur le packaging pour que cela fonctionne. « *Les marques qui sont fortes sont celles qui ne sont pas sur un marketing genré. Si Kiehl's fonctionne, c'est parce qu'on ne nous vend pas du glamour, mais du* brand story. *Dans la mesure où il s'agit d'une marque dite* ungendered *(sans genre défini), elle séduit aussi bien les femmes que les hommes* », ajoute Nathalie Ternisien.

Même si la donne évolue, le marché des cosmétiques pour hommes ne progresse pas beaucoup. Pourtant, il y a quelques siècles, il n'était pas rare que les hommes bien nés aient recours aux poudres et aux rouges à lèvres. Puis, les siècles passant, l'usage de produits de beauté est apparu comme quelque chose pouvant nuire à leur virilité, si bien qu'ils utilisent au mieux un dentifrice, un gel douche et un après-rasage. En Corée, la situation est très différente : les hommes prennent soin d'eux et se maquillent, certes très légèrement, mais pour masquer des cernes ou avoir meilleure mine. Il est probable que les Européens, à leur tour, finiront par se sentir plus concernés par les cosmétiques, mais dans un pays encore très latin comme le nôtre, il y a encore du chemin à parcourir… Les hommes ont en effet besoin d'affirmer leur masculinité. La peur d'être « catalogué » comme « efféminé » reste forte. D'où les différentes tendances de ces dernières années : métrosexuel (tendance David Beckham), *über* sexuel (façon George Clooney, Brad Pitt ou Vincent Cassel). De plus, les hommes ne sont pas aussi obsédés par les rides que les femmes. Au contraire, ils pensent que cela les rend charmants et les bonifient. Ils veulent prendre soin d'eux, certes, mais « sans chichis ». Clarins, Lancôme, Clinique, Biotherm… toutes ces marques ont investi le marché de la cosmétique pour hommes, mais il n'est pas facile donc de faire bouger les lignes, car l'homme est encore un peu écartelé entre les valeurs refuge de la masculinité et l'injonction sociale à être propre et présentable.

Quelques personnalités sont pourtant en train de montrer une autre voie. Le célèbre coloriste Christophe Robin pose depuis des années avec les ongles peints en noir. Tout comme Beckham, Ronaldo, Seal ou Johnny Depp ! Tom Ford a quant à lui présenté des soins à base d'amande, de jojoba et de pépins de raisin, pour dompter, adoucir et nourrir chaque jour sa barbe.

En Europe et aux États-Unis, quelques blogueurs influents se distinguent eux aussi par le recours aux cosmétiques. Début 2017, Gemey Maybelline a choisi sa nouvelle égérie, et non, ce n'est pas une femme, mais un homme. Manny Gutierrez, célèbre YouTubeur beauté de 25 ans et suivi par des millions d'abonnés a ainsi été élu par la marque, qui comptait jusqu'alors uniquement des femmes parmi ses ambassadeurs. Fin 2016, déjà, le YouTubeur James Charles et Thomas Halbert devenaient respectivement les égéries de CoverGirl et MAC Cosmetics. L'objectif des marques : « dégenrer » l'univers du maquillage, évidemment pour élargir leur marché.

Si les grandes marques s'engouffrent dans la brèche, nombreuses sont les petites marques pointues, surtout distribuées sur le net, à se diriger vers cette niche. Faby Man, la marque de vernis pour hommes. La mode du « hipster » barbu permet aux marques de proposer des huiles, shampoings, gommages et même des masques pour la barbe et des gels de *styling* pour la moustache ! Ainsi l'e-shop Horace, spécialisé dans le *grooming* s'inscrit dans l'air du temps. Les soins pour les cheveux s'envolent eux aussi avec des marques comme Men-ü, connue pour sa cire « muscle fibre » commercialisée, hommes obligent, dans un packaging mat, sobre et compact. Ou encore Mister Pompadour (un nom qui parle de lui-même). Et pour les hommes qui ont des exigences bio, ils ont de quoi satisfaire leurs convictions avec des marques comme 66° 30 ou World Wide Men.

LA COSMÉTIQUE MASCULINE EN QUELQUES CHIFFRES

- Si la grande majorité des hommes font leur toilette en quelques minutes chrono, 1 sur 3 passe + de 30 minutes par jour devant son miroir, soit près de la moyenne mondiale des femmes, qui consacrent quelque 40 minutes à cette activité. Le segment masculin du *grooming* devrait augmenter de 42 % sur 5 ans. Source : étude Euromonitor International.
- 59 % des Britanniques et 35 % des Américains estiment qu'il est ainsi « antiprofessionnel » de se présenter au bureau sans avoir pris soin de ses poils de barbe. Source : Mintel.
- Selon une enquête publiée en 2016 par Allied Market Research (AMR), le marché mondial des cosmétiques masculins devrait s'élever à 166 milliards de dollars d'ici 2022, avec une croissance annuelle de 5,4 % de 2016 à 2022.

QUEL AVENIR POUR LA COSMÉTIQUE ?

DE LA COSMÉTIQUE À LA COSMÉCEUTIQUE

L'expression « cosméceutique » désigne un secteur à la frontière entre la cosmétique et la pharmaceutique, et connaît un réel engouement car elle est synonyme d'engagement scientifique haut de gamme. Elle s'inscrit dans le registre des soins experts, avec des formules d'une grande technicité. Certains y voient une alternative à la chirurgie esthétique. Les marques qui se sont positionnées sur ce créneau ne jouent pas tant la carte du plaisir ou de l'originalité, mais celle de la crédibilité. Ce qui compte avant tout, ce n'est plus la dimension sensorielle mais des formules de pointe. Et cet état d'esprit se traduit par des packagings qui se veulent sobres, quasi médicamenteux et en aucun cas *girly*, glamours ou folkloriques.

Cette tendance s'est imposée aux États-Unis bien avant de débarquer en France. Ce qui est mis en avant, ce sont des actifs performants et un taux de concentration supérieure à la normale. Les objectifs principaux : combler les rides et agir sur le renouvellement cellulaire.

On a d'abord vu apparaître les liposomes, puis il y a eu le boom du rétinol, suivi par la vitamine C. L'odeur marron de cette dernière, ainsi que son odeur particulière liée à l'oxydation ont nui à sa popularité. On a par la suite beaucoup misé sur les **nanocosmétiques**, mais la polémique à leur sujet a de quoi inquiéter. S'ils pénètrent parfaitement bien, leurs effets collatéraux sont encore peu connus et on les soupçonne d'être très dangereux pour la santé.

Pour connaître la façon dont évolue le marché, les marques ont recours à des cabinets de tendance, comme Peclers par exemple. Pierre Bisseuil, directeur de recherche au sein de cette agence, explique que la naturalité fait partie des tendances du moment. « *Les femmes ont une relation beaucoup plus fusionnelle qu'avant à la nature, car elles prennent conscience qu'elle est en danger. De même, elles se tournent vers les greentech, dans l'espoir d'allier la performance aux produits naturels* », souligne-t-il. Autre tendance forte : **le virage vers le biomédical**. La cosmétique se rapproche du monde de la santé. Après les alicaments, va-t-on voir émerger les « **cosmécaments** » ?

Deux fois par an, ce cabinet édite des cahiers de tendance beauté. « *C'est une source d'inspiration pour les marques pour savoir comment évolue le rapport au corps, aux technologies…*

Mais aussi pour percevoir les tendances concernant les couleurs, les matières… Ils sont réalisés par des stylistes de l'agence mais aussi par notre cellule recherche et prospective », explique Pierre Bisseuil.

« *Chaque marque a ses spécificités : L'Oréal travaille sur les problématiques autour des millenials (cette fameuse génération née au début des années 80) et les technologies. Sephora approfondit ses réflexions sur le retail (le commerce de détail) et Unilever s'interroge sur le transhumanisme (un mouvement culturel et intellectuel prônant l'usage des sciences et des techniques afin d'améliorer les caractéristiques physiques et mentales des êtres humains)* », observe Pierre Bisseuil, qui note toutefois des tendances transversales telles la quête d'estime de soi et la réflexion sur la beauté vraie. Mais aussi le « plaisir de soi » et une aspiration profonde à davantage de simplicité.

Enfin, on trouve un autre type de consommatrices : celles qui sont attirées par la **cosmédecine**. Soyons clairs : cette dernière n'a plus grand-chose à voir avec la cosmétique ! Après avoir fréquenté les instituts de beauté, les femmes s'intéressent ainsi beaucoup aux cabinets médicaux, d'autant que quantité de médecins esthétiques (plus ou moins sérieux) ont ouvert leurs cabinets. « *Faire pénétrer un produit de manière ultra-efficace peut difficilement se faire depuis chez soi* », note Michèle Eymard. Pour faire pénétrer ces préparations, elle est convaincue de l'impact de la lumière LED : « *grâce à la photo-biostimulation, la lumière rouge rend son énergie à la cellule, et crée des communications entre cellules* ». Mais ce qui fait vraiment recette, ce sont les injections de botox et d'acide hyaluronique, ou encore les peelings à l'acide glycolique.

EN ROUTE VERS LA BEAUTÉ CONNECTÉE !

Bienvenue dans l'ère du « sur-mesure »

Ce que veulent les femmes, aujourd'hui, c'est du « sur-mesure ». Un produit réalisé pour elle, rien que pour elle, en fonction de leurs aspirations et des besoins de leur peau. La marque Clarins, comme d'autres, a compris ces évolutions. « *Pour déterminer les besoins de la peau des femmes, la vie qu'elles mènent a autant d'importance que la nature de leur peau* », explique Olivier Courtin, à la tête de la marque. Il a donc lancé My Blend, dont le concept repose sur un diagnostic adapté au style de vie des femmes, et propose une ligne de soins sur mesure avec des accessoires de soins.

Ces dernières années, un très grand nombre de marques ont déployé ces accessoires experts. Que ce soit chez Guinot (avec Hydradermie Double Ionasiation), Carita (avec le soin Cinetic Lift Expert), Nuskin (avec son Galvanic Spa), LPD (avec son « fitness cutané »), la mise au point de protocoles qui permettraient à des produits de mieux pénétrer à travers l'épiderme ne date pas d'hier. Elles misent sur le courant galvanique, des microcourants, de la luminothérapie ou encore des micromassages… L'objectif : nous créer un teint de rêve ou faire disparaître nos rides.

En parallèle, les machines connectées se sont incroyablement multipliées. La cosmétique a plus que jamais sa place au salon CES de Las Vegas, où sont présentées les plus incroyables innovations technologiques. C'est là qu'a été dévoilé un masque imaginé par la société Wired Beauty qui réalise un diagnostic des besoins grâce à des capteurs intégrés. C'est là aussi que la Roche Posay a mis en avant un patch UV, doté d'un capteur électronique de rayon UV. Dans la catégorie « prévention des risques liés au soleil », Nivea s'est aussi distingué à l'occasion d'une campagne de presse avec des bracelets équipés de puce GPS destinés à localiser son enfant sur la plage, afin de le « tartiner » comme il se doit.

Aussi déroutant que cela puisse paraître, des « coachs de peau » ont aussi fait leur apparition (si, si...). Oku est un petit cube connecté, qui, placé au contact de votre visage, vous invite à boire davantage, à changer de régime alimentaire ou à dormir un peu plus longtemps. Même logique d'identification des besoins de votre épiderme chez IOMA qui élabore un diagnostic de la peau sur le lieu de vente. Il suffit d'« engouffrer » son visage dans une gigantesque machine en forme de casque, et des techniciennes évaluent la taille de vos pores, le degré d'hydratation de la peau... ce qui leur permet ensuite de recommander des soins adaptés. Ou d'en fabriquer sous vos yeux ! Rachetée par Unilever, IOMA propose 171 millions de combinaisons possibles conçues sur mesure pour chaque cliente !

La marque a été créée par Jean-Michel Karam, expert en micro-électronique. Il m'a raconté comment lui était venue l'idée du concept. Alors qu'il consultait un dermatologue pour un grain de beauté, il a constaté que ce dernier sortait un papier-calque pour en dessiner le diamètre afin d'en mesurer l'évolution dans le temps. « *J'ai d'abord cru qu'il était fou. Puis j'ai compris qu'il n'y avait pas d'alternatives. J'ai ainsi conçu un appareil très perfectionné pour enregistrer numériquement le diamètre des grains de beauté et mémoriser leur progression quand le client revient consulter* », raconte-t-il. De fil en aiguille est née l'idée d'étudier aussi les caractéristiques de la peau du visage. Et de proposer les crèmes les plus adaptées. « *Je suis fier de revendiquer des produits sans silicones (une substance qui produit des résultats magiques mais qui empêche la peau de respirer), sans parabènes, et sans huiles minérales. Et bien sûr sans SPF, car à moins d'en mettre toutes les deux heures, ça ne sert à rien. Je ne crois pas en la magie d'une seule substance, mais en la synergie de plusieurs ingrédients* » explique Jean-Michel Karam.

Plus récemment, des machines ont vu le jour qui permettent de réaliser ses propres crèmes « sur mesure », mais à domicile cette fois. Romy est l'un des pionniers, avec une machine assez volumineuse. Elle fonctionne grâce à un système de capsules, si bien qu'on la présente souvent comme le « Nespresso de la beauté ». La marque américaine Nuskin s'est engouffrée dans cette même brèche, avec une machine permettant de concocter ses propres formules. Mais cette machine est assez chère, plus de 700 euros. Et les produits, qui ne durent qu'un mois, coûtent dans les 220 euros.

Même principe chez LinkedBeauty, véritable pépite en devenir, qui fait la promesse de 7 milliards de combinaisons et formules différentes possibles chez soi. « *Il s'agit d'une personnalisation inédite,* explique Michel Thirapounnho, cofondateur de la marque. *Selon que votre journée a été très ensoleillée ou que vous avez fait votre jogging en plein blizzard, selon l'heure à laquelle vous vous couchez..., votre peau n'a pas les mêmes besoins* ». La bonne formulation ne dépend pas seulement de son type de peau, mais de son environnement, de la météo, de son activité... « *Notre ambition est de fournir à chaque instant une crème personnalisée qui puisse s'adapter à toutes ces évolutions, à votre humeur et à toutes ces agressions que les objets connectés nous permettent maintenant de suivre et d'anticiper* », ajoute-t-il. Grâce au big data et à la microfluidique, le projet LinkedBeauty permet d'ajuster la formulation et le dosage exactement selon ses besoins et ses envies. Finies les dizaines de tubes et pots de crème qui envahissent nos salles de bains. Et lorsqu'un réactif vient à manquer ? Une notification est envoyée à l'utilisateur plusieurs jours à l'avance. D'un click, il reçoit sa cartouche en 48 heures.

Il est probable que les plateformes dédiées au diagnostic de la santé de la peau vont se multiplier.

Le numérique, l'avenir de la cosmétique

▸ Des applications et services en tout genre

Le digital permet d'apporter de nouveaux services qu'on ne pouvait pas imaginer il y a encore quelques années. Le groupe L'Oréal (en pointe sur ces sujets) a par exemple mis en place un miroir virtuel pour essayer le maquillage, sachant qu'on ne peut pas toujours ouvrir les packagings. Mais aussi des applications, au service de la beauté. MakeUp Genius, par exemple, transforme l'appareil photo du smartphone en un miroir digital permettant d'essayer virtuellement les produits de maquillage. Un service de réalité augmentée qui a été développé grâce à la mise en place d'un Connected Beauty Incubator, composé d'une équipe de docteurs, de physiciens, et d'informaticiens. Il sera bientôt possible de prendre une photo de sa tenue, afin que l'appli propose le maquillage le plus assorti.

Le numérique est un enjeu tel que la Cosmetic Valley (LE pôle de compétitivité français dédié à la beauté) a lancé récemment la « Cosmetic Night ». Initié dans le cadre de la démarche Beauty French Tech, cet événement vise à faire émerger des startups cosméto-digitales et à accélérer la transition numérique des industriels de la beauté. Relation-client et big data, nouveaux leaders d'opinion sur YouTube, objets connectés de la beauté… autant de nouvelles perspectives pour l'univers de la beauté.

▸ La donnée, pour mieux connaître le consommateur

L'Oréal a parfaitement compris la nécessité d'associer sa croissance aux outils numériques. Il y a six ans déjà, le géant des cosmétiques a signé un deal avec Google. Le principe repose sur un échange de bons procédés. L'Oréal sponsorise des contenus sur YouTube, en échange de la puissance d'analyse de Google sur ce qui marche… ou non. Publicité contre analyse de données en quelque sorte. Aux commandes à Mountain View : un ancien salarié de L'Oréal. Grâce aux informations qu'il fait remonter, L'Oréal ambitionne de booster ses ventes en ligne et de personnaliser la relation avec les consommateurs, en adaptant ses contenus.

La data est une véritable mine d'or pour L'Oréal. En découvrant que le terme « *smokey eyes* » est abondamment consulté, la marque peut par exemple s'engouffrer dans l'engouement pour ce mot-clé et « mettre le paquet » sur les produits qui font l'objet du plus grand nombre de requêtes. Ce qu'elle a déjà fait d'ailleurs, d'où le succès des « Ombrés » conçus pour travailler le contour de l'œil.

Toutes ces données, recueillies par les GAFA (Google Amazon Facebook), sont ensuite vendues à prix d'or à des multinationales. Cela leur permet de savoir, mieux encore que les consommateurs, ce dont ces derniers ont besoin. Et de proposer des produits entièrement customisés. L'Oréal a d'ailleurs créé une startup à San Francisco pour plancher sur ce sujet d'avenir. Une chose est sûre : jamais l'alliance entre produits cosmétiques et technologie n'a été aussi intelligente !

Ce sont les départements *consumer insights* (un jargon marketing qui désigne des services qui se basent sur les attentes et les besoins des consommateurs), qui permettent aux marques de faire évoluer leurs produits. Autre innovation marketing inventée pour connaître le mieux possible les consommateurs et donc leur proposer ce qu'ils attendent : le *design thinking.* Il s'agit de co-créer les produits grâce aux retours de l'utilisateur final. L'approche est beaucoup plus centrée sur le consommateur. Il est loin le temps où les marques étaient enfermées dans une tour d'ivoire. En témoigne une intéressante initiative de la marque Calvin Klein, qui, en lançant le hashtag #inmycalvin avait pour intention de rajeunir l'image de la marque, mais aussi de mettre en place une stratégie de co-création avec ses followers.

À QUOI RESSEMBLERONT LES COSMÉTIQUES DE DEMAIN ?

Décrypter notre ADN pour mieux comprendre les besoins de la peau

Demain, les tests seront encore plus précis. On ne nous recommandera plus une crème après l'avoir observée avec une machine détectant la taille des pores, le niveau des rides… mais après avoir analysé nos gènes. En effet, plusieurs chercheurs estiment que nos marqueurs génétiques déterminent l'état de notre peau et donnent des indications sur ses besoins. Des sociétés spécialisées comme le SKINgen ou le SkinDNA ciblent une quinzaine de marqueurs. À Paris, un centre dédié a même ouvert ses portes, le Skin Genomic Center. Objectif : décoder notre ADN. Il suffit pour cela de prélever un peu de salive pour explorer une trentaine de gènes impliqués dans le fonctionnement de la peau. Un geste simple mais lourd pour le porte-monnaie, car rien que pour le test, il faut compter 300 euros. Et cela n'inclut pas les soins recommandés ensuite ! La cosméto-génétique a encore de beaux jours devant elle !

La recherche sur la génomique

De nombreux labos s'intéressent à la génomique. À commencer par L'Oréal. Depuis plus de dix ans déjà, ce groupe s'est doté d'une division spécialisée, baptisée Omics. Cette dernière mène des analyses extrêmement pointues. À la clé, une façon beaucoup plus pertinente de sélectionner les actifs. Les avancées technologiques, notamment les puces ADN, permettent d'étudier un grand nombre de gènes, de façon simultanée. De son côté, l'informatique collecte et analyse les données. Des ordinateurs ultras puissants permettent ainsi de déterminer qu'en agissant sur tel ou tel gène, on peut obtenir tel ou tel effet. Prenons un exemple : en vieillissant, les femmes produisent moins d'œstrogènes, lesquels sont modulés par toute une série de gènes. Certains sont plus spécifiquement responsables de la qualité du fibroblaste. Ce sont donc précisément sur ceux-là qu'il convient d'agir.

Les laboratoires restent cependant assez discrets sur ces publications pour une raison simple : leurs découvertes pourraient les faire basculer du côté du médicament. Et les marques n'y ont pas du tout intérêt, car d'une part les contrôles sont beaucoup plus exigeants, mais surtout, cela supposerait une autorisation de mise sur le marché, et il faut généralement dix ans pour l'obtenir ! Toujours est-il que le fait de pouvoir accéder au disque dur de l'organisme a fait évoluer considérablement la connaissance de la peau, de son métabolisme et de son vieillissement.

S'imprimer une nouvelle peau

Les spéculations vont bon train sur ce que sera la cosmétique de demain. On parle même de la possibilité de dupliquer une peau toute fraîche grâce à un système d'imprimante 3D qui permettra de corriger les taches pigmentaires, les rides, et autres imperfections. Concrètement, des cellules seront d'abord cultivées en laboratoire avant d'être injectées sous forme d'une bioencre, qui se dégradera petit à petit pour laisser place à une peau toute neuve. De la science-fiction à l'heure actuelle, mais plus pour longtemps. Cette technique permettrait d'ailleurs de façonner tous types de tissus humains. Et peut-être bientôt des organes ! À noter, le groupe L'Oréal, toujours désireux de prendre une longueur d'avance, s'est d'ores et déjà associé avec Organovo, une entreprise de bio-impression 3D cotée en bourse, afin d'imprimer de la peau humaine. Idéal pour en finir avec les problèmes de rejet car la peau en question est réalisée à partir des cellules du patient lui-même. Une étude du MedMarket Diligence révèle que le marché de l'ingénierie tissulaire équivaudra à 20 milliards de dollars d'ici 2018. De quoi affoler les investisseurs et aiguiser les appétits !

Après le sperme, congelons nos fibroblastes !

De la même façon que certaines femmes conservent leurs ovocytes et certains hommes leurs spermatozoïdes, nous pourrons tous congeler nos fibroblastes. Plutôt que de se faire injecter du Botox ou de l'acide hyaluronique, nous pourrons bénéficier de substances autologues, autrement dit, des substances prélevées sur nous et pour nous. L'objectif : nous abreuver de cellules fraîches pour améliorer la qualité des tissus. Pour le moment, les velléités de potentiels laboratoires sont encore freinées par la frilosité des législateurs européens, qui réservent la cryocongélation à des fins thérapeutiques. Aux États-Unis, en revanche, plusieurs scientifiques ont d'ores et déjà investi ce créneau porteur.

CONCLUSION

LES CONSOMMATRICES, AU-DELÀ DE LEURS NOBLES INTENTIONS, VEULENT UN EFFET « WOUAHOU »

Au fil de mon enquête, j'ai été frappée par une relative « schizophrénie » de la part des consommatrices, entre ce qu'elles voudraient acheter et ce qu'elles achètent vraiment. Si elles déclarent leur intérêt pour les produits bio, en réalité, elles continuent de se tourner vers des produits à base de silicone. Pour une raison simple : elles attendent un effet « wouaouh » que seul ce type de produits, souvent assortis de flouteurs optiques, sont en mesure de leur procurer.

LE MANQUE DE RECUL SUR LA DANGEROSITÉ DE CERTAINES SUBSTANCES

J'ai également été marquée, lors de mes différents entretiens avec des experts de l'univers cosmétique, par leur manque de recul sur la dangerosité de certains cosmétiques. Avec humilité, ils n'ont pas toujours pu apporter des réponses claires, ni pour innocenter certaines substances ni pour les incriminer. En résumé, on ne sait pas ce qu'il en est. Cette méconnaissance des dangers potentiels est assez inquiétante car des retours de bâtons sont à craindre. Lorsque des substances sont enfin identifiées comme toxiques, il faut compter un certain temps pour réaliser les tests nécessaires, puis pour les retirer du marché. Et il n'est pas rare que les ingrédients incriminés soient remplacés par d'autres, dont la nocivité ne pourra être mise en évidence que des décennies plus tard.

CROIRE EN SES CHOIX

Il n'est pas facile d'apporter des réponses très contrastées sur le sujet des cosmétiques, car il faut bien reconnaître que, à quelques produits près, rien n'est « tout noir, ni tout blanc ».

En revanche, ce qui m'est apparu comme une évidence, c'est la dimension « plaisir ». Le plaisir éprouvé est, d'une certaine façon, un gage d'efficacité. Certaines femmes seront ravies d'avoir acheté une crème 300 euros car elles estiment d'une part que le prix est synonyme de qualité, et d'autre part qu'elles le méritent bien. D'autres seront en joie parce qu'elles auront lu l'étiquette « bio ». Certaines seront fières d'avoir préparé elles-mêmes leur mixture. D'autres, enfin, seront aux anges d'avoir payé 3 euros un produit dont elles pensent qu'il fait tout aussi bien l'affaire que les autres. Quelles que soient leurs motivations, les consommatrices ont besoin de croire en leur geste sur un marché qui est celui de la foi par excellence ! Tant que l'on voudra se faire belle (beau) et le rester le plus longtemps possible, les marques continueront à nous vendre du rêve, celui de la beauté pure et éternelle, de la minceur, de la vitalité. Mais au final, n'est-ce pas ce que les consommatrices ont envie d'entendre ?

LES 10 COMMANDEMENTS DE LA CONSOMMATRICE AVISÉE

- La liste INCI tu consulteras et la *black list* tu étudieras ;
- Les perturbateurs endocriniens et les phtalates tu banniras ;
- Aux sirènes du marketing béatement tu ne succomberas pas ;
- La date de péremption tu respecteras ;
- Pour les produits non rincés, un pot en verre tu préféreras ;
- À l'intérieur tes doigts tu ne tremperas pas ;
- Aux fausses promesses et au *greenwashing*, tu résisteras ;
- De certaines influenceuses tu te méfieras ;
- Seules les plus crédibles tu écouteras ;
- Avant et après usages, tes accessoires tu nettoieras.

BIBLIOGRAPHIE

Livres et revues :
Horel Stéphane, *Intoxication,* La Découverte, 2015.
Hugnet Guy, Hordé Pierrick, Bossé Isabelle, *Le livre noir des allergies*, Archipel, 2015.
Kaibeck Julien, Dupuis Mélanie, *Slow Cosmétique, le guide visuel, pas à pas vers une beauté plus naturelle*, éd. Leduc.s, 2015.
Kaibeck Julien, *Les huiles végétales, c'est malin*, éd. Leduc.s, 2013.
Revue *Toxicologie*, 2006.
Stiens Rita, *La vérité sur les cosmétiques*, éd. Leduc.s, 2012.
UFC-Que Choisir

Reportage :
« Le boom des cosmétiques à faire soi-même », *Tout compte fait*, France 2, 2016.

INDEX

60 millions de consommateurs, 20, 127

A

accessoires, 181
acide ascorbique, 87
acide glycolique, 129
acide hyaluronique 129, 170, 178
acides de fruits, 14, 155
Adda, Jean-Marc, 126
additifs, 26
ADN, 32, 126, 176, 177
AEPC (Agence européenne des produits chimiques), 97
agents chimiques, 17
alcool, 40, 47, 85, 126
alimentation, 151, 157
alkylphénols, 27
allergènes, 21, 36, 50
allergies, 22, 33, 78, 84
allergisants, 20
allergologues, 15, 23
aluminium, 150
animaux, 98, 144
ANSM (Agence nationale de sécurité des médicaments et des produits de santé), 34, 95, 99, 104
antidépresseurs, 157
antioxydants, 111
antitranspirants, 60
aphtes, 46
applications, 174
argile, 88
aromathérapie, 154
Aron, Olivier, 143

ARPP (Autorité de régulation professionnelle de la publicité), 95, 109, 111, 115, 135
Asie, 12, 53, 138
asthme, 48
Atelier Cologne, 143
autobronzants, 14

B

Babillages, 133
bactéries, 29, 36, 43
barbe, 165, 167
barrière cutanée, 18
bave d'escargot, 128, 129
Bazar Bio, 143
BB crèmes, 12, 136
BDIH, 75
beauté, 13
Beckham, David, 166
Beiersdorf, 86
benzophénone-3, 20, 42
benzyl, 30
beurre de cacao, 24
billes de plastique, 101
bio, 14, 21, 25, 48, 71
Biotherm, 166
Birchbox/Octoly, 136
bisphénol A, 19
Bisseuil, Pierre, 170
blogueuses, 15, 132
blush, 13, 149
Botox, 170, 178
boutons, 27, 57, 151
Brain Value, 160, 165
Brand + Think, 114
bromure de cetrimonium, 35
brumisateurs, 59
butyl, 30, 31

C

cabinets de médecine esthétique, 143
cadmium, 122
Calvin Klein, 176
cancer, 18, 27, 89, 102, 119
cancer de la vessie, 120
cancer du sein, 32, 44
cannelle, 134
carcinomes, 52
Carita, 162, 171
Carrefour, 128, 131
Cassel, Vincent, 166
castor, 144
Caudalie, 12, 110
CC crèmes, 136
Centre international de recherche contre le cancer (Circ), 119
champignons, 29, 36
Chanel n° 5, 84

Charles, James, 167
chêne, 88
cheveux, 118, 119, 167
cheveux (chute des), 165
cheveux colorés, 14
chlorphenesin, 40
Cicolella, André, 18, 49, 60
cils, 138
Cinetic Lift Expert, 171
cires, 155
citronellol, 50
Clarins, 58, 86, 128, 171
Cléopâtre, 13
Clinique, 166
Clooney, George, 166
CMR (Cancérigène, Mutagène, Reprotoxique), 18, 104
cœur, 57
Coiffard, Laurence, 19, 31, 39, 60, 83
Colborn, Theo, 42
collagène, 14, 62, 125
colorants, 65, 68, 121
colorations capillaires, 24, 119, 120
comédogènes, 56
commerce en ligne, 10
Commission européenne, 94
conditionneurs, 119
Connected Beauty Incubator, 174
conservateurs, 26, 29, 30, 85
conservation, 147
consommatrices, 160
contrôles, 103
Corée, 12
corps gras, 26
corps gras naturels, 155
Cosgard, 38
Cosmebio, 54, 74, 80, 103
cosméceutique, 168
cosmédecine, 170
Cosmetic Valley, 174
Cosmetics Europe, 100
cosmétique (chiffres), 10, 168
cosmétique ethnique, 163
cosméto-génétique, 176
cosmétologues, 15
cosmétovigilance, 99
COSMOS (Cosmetics Organic and Natural Standard), 76
Cotillard, Marion, 13
Couteau, Céline, 19
CoverGirl, 167
crayons contour des lèvres, 149
crèmes anti-âge, 61
crèmes antipollution, 138
crèmes antirides, 125
crèmes contour des yeux, 136

crèmes de jour, 149
crèmes de nuit, 149
crèmes hydratantes, 21, 59
crèmes solaires, 20, 51
Cruz, Penelope, 140
Cuisiniez, Christine, 77
cyclomethicone, 117
cyclopentasiloxane, 28, 42, 67, 117
cyclotetrasiloxane, 28, 67

D

DD Crèmes, 137
DDT (dichlorodiphényltrichloroéthane), 45
décès, 102
DEG (diéthylène glycol), 68, 103
démangeaisons, 24, 60
démaquillants, 44
dentifrice, 20, 21, 28, 43, 44, 46, 53, 59, 103
déodorant, 13, 21, 43, 44, 45
Depp, Johnny, 167
dermatologues, 15, 22, 57
DGCCRF, 108
Di Caprio, Leonardo, 13
dioxyde de titane, 46, 69
dissolvants, 25
DLUO (Date Limite d'Utilisation Optimale), 147
données, 175
Dop, 163
Douglas, 141
Dr Haushka, 76, 90
Dupuis, Mélanie, 56
Duris, Romain, 165

E

eaux de toilette, 21, 46
eaux florales, 81
Ecocert, 38, 54, 74
Écolabel, 74
eczéma, 24, 34, 59, 84
EDTA (acide éthylène diamine tétraacétique), 69
effets indésirables, 99
efficacité, 131
élastine, 14
emballages, 88, 128
emplois, 10
émulsifiants, 27, 28
endocrinologue, 44
enfants, 122
entreprises, 10, 11
environnement, 151
épiderme, 18
éponge, 12

Erborian, 13
Estée Lauder, 143
esthéticienne, 99
esthétiques, 15
États-Unis, 69, 105, 167, 169, 178
éthique, 161
éthyl, 30, 31
ethylhexyl methoxycinnamate, 69
éthylhexylglycérine, 40
études cliniques, 107
excipients, 26
exfoliants, 101
exposome, 50
eyeliner, 149
Eymard, Michèle, 170

F

Faby Man, 167
fards, 120, 149
FEBEA (la Fédération des entreprises de la beauté), 9, 37, 140
fécule de maïs, 24
Fénichel, Patrick, 44
ferrocyanure ferrique, 121
fertilité, 18, 32
fibroblastes, 178
figue de barbarie, 86
filtres minéraux, 54
filtres solaires, 52, 69
fixateurs, 47, 68
fleur de camélia, 86
Fleurs de Bach, 85
Florame, 81, 85
fœtus, 34, 49
foie, 34, 57
Follmer, Marc, 152, 154
fonds de teint, 44, 59, 122, 149
fonds de teint cushion, 12
Ford, Tom, 165, 167
formaldéhyde, 35
formulation, 131
Franck Provost, 163

G

Galvanic Spa, 171
gel douche, 13
génétique, 125
génomique, 177
GenY, 162
géraniol, 50
gloss, 121
gommages, 157
gonflement des paupières, 25
Google, 175
grande distribution, 140
Greenpeace, 51
greenwashing, 86, 124, 181

grooming, 167
Guinot, 171
Gutierrez, Manny, 167
gynécologue, 44

H

Halbert, Thomas, 167
hexachlorophène, 69, 102
HICC, 84
hommes, 12, 164
Honoré des Prés, 85
Horace, 167
Horel, Stéphane, 100
hormones, 27
huile de coton, 25
huile de karanja, 54
huiles essentielles, 25, 40, 151, 153
huiles minérales, 55, 85
huiles végétales, 151
Hydradermie Double Ionasiation, 171
hydratation, 116, 138
hydrolats, 81
hydroquinone, 69
hygiène de vie, 125, 151

I

ICEA (Instituto per la certificazione etica e ambiantale), 75
IFRA (international fragrance research association), 144
imperfections, 136
INCI (International Nomenclature of Cosmetic Ingredients), 63, 97, 181
infertilité, 48
ingrédients d'origine naturelle, 72
ingrédients naturels, 72
innovation, 161
instituts de beauté, 143
Internet, 140
iodopropyl butylcarbamate, 35, 36, 67
IOMA, 162, 171
isobutyl, 30
isopropyl, 30

J

Japon, 138
jeunisme, 125
Jo Malone, 143
journalistes, 132

K

Kaibeck, Julien, 56, 146, 154
Karam, Jean-Michel, 172, 173
Kessler, Françoise, 79, 84, 150
Kibio, 86
Kiehl's, 166
Kline & Company, 163
Knightley, Keira, 130, 140

L

L'Oréal, 12, 86, 106, 128, 136, 143, 160, 174, 175, 178
L'UFC-Que Choisir, 21
La Prairie, 127
La Roche Posay, 171
labels, 15
laboratoires, 22, 58, 177, 178
laboratoires Pierre Fabre, 40
lait d'ânesse, 155
lait démaquillant, 149
Lancôme, 106, 163
lanoline, 24, 84
Lavera, 76
Lawrence, Jennifer, 130, 140
layering, 12, 138
Lenain, Catherine, 110, 135
leucidal, 41
lèvres, 13
Lévy, Juliette, 142
Lidl, 114, 128
Liérac, 128
limonène, 50
linalol, 50
lingettes, 21, 26
LinkedBeauty, 162, 173
liposomes, 14, 169
Little sweet poison, 133
lobbys, 100
Logona, 76
loi détox, 101
lotions démaquillantes, 26
LPD, 171
Lull, 150
luminothérapie, 171

M

Mac, 163, 167
magasins bio, 140
MakeUp Genius, 174
maladie d'Alzheimer, 59
maladie de Parkinson, 59
malformation, 18
maquillage, 48, 120, 139
Marino, Héléna, 143
Marionnaud, 131, 141

marketing, 11, 88, 113, 124
marques distributeurs, 131
mascara, 13, 14, 120, 123, 149
masques, 59, 119
Maybelline, 134
médecins, 15
mélanomes, 52
Melvita, 81, 90
Men-ü, 167
métaux lourds, 122
méthyl, 30, 31
methylchloroisothiazolinone, 23
methyldibromo glutaronitrile, 35, 36
methylisothiazolinone, 23
métrosexuel, 166
miel, 88
Mister Pompadour, 167
MIT, 25, 33, 96
Mixa, 163
Moyen Âge, 13
musc animal, 144
musc nitré, 29
musc polycyclique, 29
My Blend, 171

N

Natrue, 76
Nature et Progrès, 75
nicotine, 126
Nocibé, 131, 141
Noteo, 44
Novexpert, 90
numérique, 174
Nuskin, 162, 171
Nyong'o, Lupita, 163

O

Observatoire des Cosmétiques, 22, 126, 131
octyl methoxycinnamate, 69
odeur, 115
œdèmes, 24
œstrogènes, 32, 89, 90
OGM, 75
Oh my cream, 142
Oléassence, 77
oligo-éléments, 155
ombres à paupières, 149
Organisation mondiale de la Santé, 101
Organovo, 178
ostéoporose, 89
oxyde de zinc, 69

P

Pacchioni, Isabelle, 80, 95, 154
packaging 113, 131
PAO (période après ouverture), 147
parabènes, 20, 30, 36, 67, 96
paraphénylènediamine, 24
parfumerie sélective, 140
parfums, 20, 29, 45, 46, 48, 50, 53, 68, 142, 143
parfums bio, 85
PCB (polychlorobiphényles), 45
peau, 18, 22, 23, 118
peaux atopiques, 23
peelings, 170
PEG (polyéthylène glycol), 27, 67
pentyl, 30
pépins de pamplemousse, 41
PepperMint Beauty, 158
perchloroéthylène, 19
perfluorés, 69
peroxyde d'hydrogène, 46, 69
perturbateurs endocriniens, 20, 21, 27, 28, 36, 42, 48, 105, 145
PET (polyethylene terephthalate), 150
pétrochimie, 27, 55, 121
PFOA, 61
pharmacie, 140, 141
pharmaciens, 15
phénoxyéthanol, 34, 36, 67
phénylparaben, 30
Phoenix, Enjoy, 132, 134
phtalates de diéthyle, 20
phtalates, 46, 68
pierre d'alun, 60
Piot, Capucine, 133
Pitt, Brad, 166
placenta, 34
plantes, 63, 80, 128
plastique, 150
plomb, 120
points noirs, 27, 57
polymères, 27, 91
polyphénols, 89, 117
pompes, 150, 151
Pons Guiraud, Annick, 22, 57, 127
poudre, 123
PPG (polypropylène glycol), 27
principe de précaution, 131
prix, 82, 127
Procter & Gamble, 12
produits « bio », 162
produits « cosméceutiques », 162
produits « ethniques », 162
produits « techno », 162
produits conventionnels, 162
produits de synthèse, 78

produits naturels, 72
propreté, 13
propyl, 31
propylparaben, 30
psoriasis, 59
publicité, 105
Puressentiel, 80, 95, 154

Q

qualité, 130

R

radicaux libres, 155
rapport qualité/prix, 131
rasage, 165
REACH (Registration, Evaluation and Authorization of CHemicals), 97
réglementation, 93
réseaux sélectifs, 142
résorcinol, 69
resvératrol, 89
rétinol, 169
Reynolds, Ryan, 165
rides, 56, 81, 106, 110, 111, 125, 126, 139, 155, 164, 177
ridules, 83
Rihanna, 163
Rimmel, 14
Roberts, Julia, 140
Robin, Christophe, 167
Roger & Gallet, 142
rois, 14
Roix, Coralie, 158
Rolland, Sonia, 163
Romains, 13
Romy, 162
Ronaldo, Cristiano, 167
Rosae, 143
rose musquée, 86
rouges à lèvres, 44, 120, 123, 149
rougeurs, 24, 60
Ruth, Romain, 80, 87, 103

S

safety, 70
salons de coiffure, 140
savons, 45
savons antibactériens, 20
scientifisation, 111
Seal, 167
sel, 88
sels d'aluminium, 59
Sephora, 127, 131, 141
Serge Lutens, 143
sérums, 136, 137

shampoing, 13, 21, 28, 44, 53, 119, 167
Shisheido, 143
Silcret Grieu, Sophie, 23, 25
silicone, 26, 73, 91, 116
Skinature-Helixium, 40
SkinDNA, 176
SKINgen, 176
slow cosmétique, 145
smoky eyes, 14
sodium lauryl sulfate, 46, 67
Soil Association, 75
soins, 139
soleil, 126, 157
solvants, 25, 45, 68
sommeil, 126, 157
sourcils, 13
spa, 140
SPF (Signifiant Sun P rotection F actor), 52, 172
stars, 140
startups, 174
stérilité, 27
Stiens, Rita, 76
stress, 151, 157
sulfates, 28
système nerveux, 59, 118

T

tabac, 157
taches pigmentaires, 177
talc Morhange, 102
tatouages, 24
teint, 14
teints hâlés, 14
tensio-actifs, 28
Terki, Yasmine, 95
Ternisien, Nathalie, 70, 160, 165
terra cotta, 14
texture, 115
thé, 88
Thirapounnho, Michel, 173
thyroïde, 43
toilette intime, 49
tolérance cutanée, 131
toluène, 68
TonyMoly, 13
Tordjmann, Laurent, 114
toxicité, 17, 22
toxicologues, 15, 49, 60
traçabilité, 104
triclosan, 20, 35, 36, 42, 67, 96
trisphenide phosphate, 69
troubles neurologiques, 34

U

über sexuel, 166
UIC (Union des industries de la chimie), 102
Unilever, 12, 171
urée, 40
urticaire, 34
USDA Organic, 75
UVA, 137
UVB, 137

V

Valoroso, Marcela, 40, 128, 139
vente directe, 140, 141
vernis, 14, 44, 149
verre, 150
vieillissement, 32, 125, 177
vin, 89
Vinexpert, 110
vitamine A acide, 25
vitamine C, 155
vitamine E, 155
vitamines, 117, 155

W

Web, 136
Weleda, 76, 79, 81, 84, 85, 96, 150, 152
Wittner, Laurence, 22, 53, 100, 126, 131
World Wide Men, 167

Y

YouTube, 175
YouTubeuses, 132

TABLE DES MATIÈRES

Sommaire **5**

Introduction **7**
La beauté, un Graal intemporel 13

NOS COSMÉTIQUES SONT-ILS DANGEREUX ? **17**

Des produits pas si anodins qu'il y paraît 18
« La peau est une véritable passoire » 18
La moitié de nos cosmétiques seraient douteux 20
Quand cosmétiques riment avec allergiques ! 22
À quoi servent les additifs ? Que doit-on en penser ? 26
Conservateurs : lesquels fuir, lesquels choisir ? 30
Est-on définitivement débarrassé des parabènes ? 30
Les parabènes diabolisés… *30*
… puis en partie dédouanés ! *31*

… et au final peut-être injustement bannis ? *31*
Mais que reproche-t-on au juste aux parabènes ? *32*
Prolifération d'autres substances polémiques 33
La MIT : dans l'œil du viseur *33*
Le phénoxyéthanol également très critiqué *34*
Autres conservateurs peu enthousiasmants *35*
À la recherche du conservateur idéal *36*
Les perturbateurs endocriniens : un enjeu de santé publique 42
Qu'est-ce qu'un perturbateur endocrinien ? 42
Où les trouve-t-on et quels sont leurs dangers ? 42
40 % des produits contiennent au moins un perturbateur endocrinien 44
Les perturbateurs endocriniens : des liens avec le cancer du sein 44
Fuyez les phtalates ! 46
Qu'est-ce qu'un phtalate ? *47*
Quel est leur rôle ? *47*
Quels sont les risques ? *48*
Le concept d'exposome ou l'effet cocktail *50*
Pourquoi les crèmes solaires sont-elles montrées du doigt ? 51
2 types de filtres solaires *52*
Mais pourquoi des anti-UV partout ? *52*
Pétrochimie, sels d'aluminium, PFOA : que faut-il en penser ? 55
Huiles minérales : pas vraiment la panacée… 55
Les huiles minérales, c'est quoi ? *55*
Quels sont les avantages et les inconvénients des huiles minérales ? *56*

Mais alors, pourquoi les dermatologues sont-ils si friands des huiles minérales ? *57*
Et les sels d'aluminium ? 59
Où les trouve-t-on et à quoi ça sert ? *59*
Que leur reproche-t-on ? *59*
La pierre d'alun : une alternative ? *60*
Les PFOA : les crèmes anti-âge visées *61*
Pour savoir quels cosmétiques utiliser, ayez les bons réflexes ! 63
La liste INCI 63
Qu'est-ce que la liste INCI ? *63*
Les limites de la liste INCI *63*
Comment déchiffrer la liste des composants ? *64*
La blacklist des ingrédients à éviter 67

BIO OU PAS BIO ? 71

Bio, naturel, végétal : comment s'y retrouver ? 71
Bio, naturels ou d'origine naturelle : ce n'est pas la même chose ! 71
En quoi consiste le cahier des charges du bio ? 72
Industrie du bio : trop de labels ? 73
Que disent les défenseurs du bio ? 77
Les produits bio sont meilleurs pour la santé ! *78*
Des progrès gigantesques ont été réalisés *78*
La consommation des produits bio s'est généralisée *79*
Ils ne sont pas moins efficaces ! *79*
Les cosmétiques bio innovent beaucoup ! *80*
Et les détracteurs du bio en pensent quoi ? 81

Les classements qui valorisent le bio sont biaisés *81*
Les produits bio sont trop chers *82*
Ils ne sont pas assez sensoriels *82*
Les cosmétiques bio ne sont pas si respectueux de l'environnement qu'ils le prétendent *83*
Rien ne dit que les cosmétiques bio ne sont pas dangereux *83*
Bienvenue dans l'ère du *greenwashing* 86
Le bio inspire la cosmétique conventionnelle 86
Un vrai désir de retour aux sources *88*
Zoom sur le resvératrol *89*
Finalement que faut-il penser du bio ? 90

RÉGLEMENTATION : IL RESTE ENCORE BEAUCOUP À FAIRE ! 93

Une réglementation assez stricte… 94
… et qui évolue sans cesse ! 95
Les principales avancées réglementaires 97
Qui surveille les produits cosmétiques ? 98
Le poids des lobbys : fantasme ou réalité ? 100
Des lobbys chouchoutés à Bruxelles ? 100
Les sujets du moment les plus débattus 101
Des liens difficiles à prouver entre cancers et cosmétiques .. 102
Trois problèmes majeurs : contrôles tardifs, traçabilité, manque de précautions 103
Des contrôles qui interviennent quand le mal est fait 103
Le sujet de la traçabilité 104

Pas assez de mesures pour encadrer les perturbateurs endocriniens 105
Des études cliniques, vraiment ? 105
Les messages publicitaires pas suffisamment surveillés .. 105
Des études cliniques pas si sérieuses 107
Le bureau de la pub veille au grain 109

FAITES LE TRI ! 113

Regardez de plus près avant d'acheter 113
Packaging, texture, odeur ne font pas tout ! 113
Packaging, quand tu nous tiens ! 113
La texture et l'odeur font appel à notre cerveau reptilien 115
Évitez les silicones 116
Comment les reconnaître dans les produits ? 117
Pourquoi les silicones sont-ils trompeurs ? 117
Pourquoi est-il préférable d'éviter les silicones ? 118
Les silicones sont-ils dangereux ? 118
Faites simple pour vos cheveux 119
Connaissez-vous vraiment votre maquillage ? 120
Mascaras, rouges à lèvres, fards… 120
Le maquillage pour enfants à surveiller ! 122
Les croyances sur les cosmétiques 123
L'art de nous raconter de belles histoires 123
Les crèmes antirides sont-elles vraiment efficaces ? 125
Le jeunisme fait le jeu des soins anti-âge 125
L'hygiène de vie et le capital génétique jouent un rôle essentiel 125

Le prix n'est pas un gage de qualité 127
L'étude de 60 millions de consommateurs........ *127*
Le coût des substances est très variable *128*
La qualité est-elle discriminante ? *130*
Le développement des marques de distributeurs........ *131*
Savoir-faire ou faire-savoir ? 132
Journalistes, blogueuses, YouTubeuses : restez critique ! 132
Vraies innovations ou simples gadgets ? 136
A-t-on vraiment besoin de tout ça ? *136*
Soins et maquillage : vers une hybridation........ *139*
Où faut-il acheter ses cosmétiques ? 140
Les grands réseaux de parfumerie........ *141*
La vente en pharmacie nous rassure *141*
L'essor des réseaux sélectifs........ *142*
Les cabinets des médecins esthétiques et les instituts de beauté *143*
Le parfum ou l'univers du rêve 143

ALORS AU FINAL, QUELS COSMÉTIQUES CHOISIR ?........ 145

Vive la slow cosmétique ! 145
Tout savoir sur la conservation des cosmétiques en 5 questions-réponses 147
1. La durée de vie du produit est-elle écrite sur les produits ? *147*
2. Faut-il conserver ses cosmétiques au frais ? *148*

3. Est-il vrai que les écarts de température sont à proscrire ? *148*
4. Combien de temps en moyenne peut-on conserver un produit après ouverture ? *149*
5. Certains produits sont-ils plus vulnérables en termes de conservation ? *149*
Préférez le verre et les pompes ! 149
Les huiles végétales et les huiles essentielles : nos amies ? 152
Faire ses cosmétiques soi-même : une bonne idée ? 156
Pas de vérité dans l'absolu, mais une vérité pour chacun(e) 160
Pas une consommatrice mais des consommatrices 160
Et le segment « homme » dans tout ça ? 164
Quel avenir pour la cosmétique ? 168
De la cosmétique à la cosméceutique 168
En route vers la beauté connectée ! 171
Bienvenue dans l'ère du « sur-mesure » *171*
Le numérique, l'avenir de la cosmétique *174*
À quoi ressembleront les cosmétiques de demain ? 176
Décrypter notre ADN pour mieux comprendre les besoins de la peau *176*
La recherche sur la génomique *177*
S'imprimer une nouvelle peau *177*
Après le sperme, congelons nos fibroblastes ! *178*

Conclusion **179**
Les consommatrices, au-delà de leurs nobles intentions, veulent un effet « wouahou » 179

Le manque de recul sur la dangerosité de certaines substances 179
Croire en ses choix 180

Bibliographie 183

Index 185

Achevé d'imprimer en France
par CPI Bussière
à Saint-Amand-Montrond (18)
Dépôt légal : mai 2017
N° d'impression : 2029405